Linda Rose · Psychose, was nun?

Linda Rose

Psychose, was nun?

Schilderungen von persönlichen Erfahrungen und Einsichten aus psychotischen Episoden

AUGUST VON GOETHE LITERATURVERLAG

FRANKFURT A.M. • WEIMAR • LONDON • NEW YORK

Die neue Literatur, die – in Erinnerung an die Zusammenarbeit Heinrich Heines und Annette von Droste-Hülshoffs mit der Herausgeberin Elise von Hohenhausen – ein Wagnis ist, steht im Mittelpunkt der Verlagsarbeit. Das Lektorat nimmt daher Manuskripte an, um deren Einsendung das gebildete Publikum gebeten wird.

Bibliografische Information der Deutschen Nationalbibliothek
Die Deutsche Nationalbibliothek verzeichnet diese Publikation in der Deutschen Nationalbibliografie; detaillierte bibliografische Daten sind im Internet abrufbar über http://dnb.d-nb.de.

Lektorat: Dr. Andreas Berger

Websites der Verlagshäuser der Frankfurter Verlagsgruppe:

www.frankfurter-verlagsgruppe.de
www.frankfurter-literaturverlag.de
www.frankfurter-taschenbuchverlag.de
www.publicbookmedia.de
www.august-goethe-literaturverlag.de
www.fouque-literaturverlag.de
www.weimarer-schiller-presse.de
www.deutsche-hochschulschriften.de
www.deutsche-bibliothek-der-wissenschaften.de
www.haensel-hohenhausen.de
www.prinz-von-hohenzollern-emden.de

Gedruckt auf säurefreiem, alterungsbeständigem Papier, hergestellt aus chlorfrei gebleichtem Zellstoff (TcF-Norm).

Printed in Germany

ISBN 978-3-8372-1686-8
ISBN 978-0-85727-247-8

Ein Unternehmen der Holding
FRANKFURTER VERLAGSGRUPPE AKTIENGESELLSCHAFT
In der Straße des Goethehauses/Großer Hirschgraben 15
D-60311 Frankfurt a/M
Tel. 069-40-894-0 ▪ Fax 069-40-894-194
E-Mail lektorat@frankfurter-literaturverlag.de

Meinem Hund Einstein
und meinem geliebten Mann

Herausforderung einer psychotischen Episode

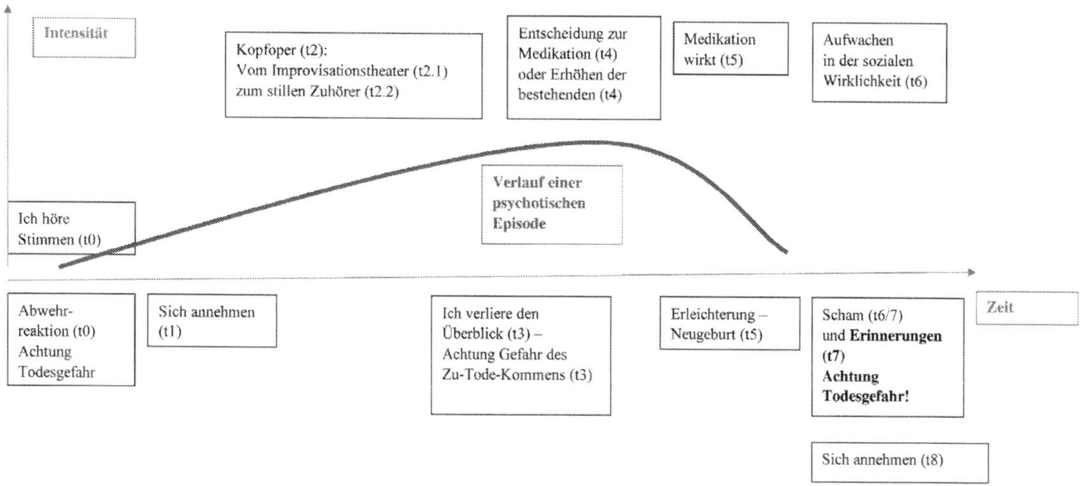

Herausforderungen einer psychotischen Episode

Erarbeitet an der Leitfrage: „Sind Sie gefährdet, sich selbst etwas anzutun?"

Eine Schilderung eines Betroffenen.

Auf die Frage: „Sind Sie gefährdet, sich selbst etwas anzutun?", gibt es verschiedene kontextabhängige Antworten eines Menschen, der mit einer Psychose konfrontiert ist.

Unter Kontext verstehe ich die Phasen einer Psychose (siehe Abbildung 1: Übersicht Herausforderungen einer psychotischen Episode). Abhängig von der Phase, in der sich der Betroffene befindet, können verschiedene Ursachen zum Tod eines Menschen in einer psychotischen Episode führen.

Auf einem Zeitstrahl betrachtet, laufen die Phasen einer Psychose – aus meiner persönlichen Erfahrung als Betroffener und Beobachtung meiner Kollegen – wie auf meiner Übersicht geschildert ab.

Eine Psychose ist abstrakt und im „Idealfall" emotionslos. Es bedarf einer immensen Kapazität, die Dinge zu „empfangen", die einen in der Welt der Stimmen konfrontieren. Ich kann mich noch erinnern, wie ich „auf Sendung war", „empfing" und das Gehörte mit Schmerz, Wut, Angst, Trauer, Erstaunen, Entsetzen verarbeitete. Ich war Teilnehmer am freien Improvisationstheater. Über die Jahre hinweg, nach mehreren Episoden, wurde ich emotional benommen. Diese Benommenheit machte der Ratio freien Raum. Ich wurde zum Operngast, zu einem stillen Zuhörer und reflektierenden Kritiker, der über die kritischen Momente einer psychotischen Episode schreibt und Vorschläge erarbeitet, wie man Menschen in so einer misslichen Lage im Gespräch erreicht, um sicherzugehen, dass der Betroffene sicher ist, dass er überlebt. Ich schreibe aus notgedrungener Liebe zu diesem Phänomen, aus Mitmenschlichkeit meinen Kollegen gegenüber und schließlich aus dem nicht zu unterschätzenden Leidensdruck, der durch die Stigmatisierung durch die Mitmenschen – der Gesellschaft – ausgeht.

Das Verharren in einer Psychose an sich ist eine so enorme Herausforderung, dass die Umgebung eines Betroffenen gut daran tut zu lernen, in Liebe präsent zu sein und die Berührungsängste zu überwinden.

Nichts anderes wird vom Menschen in der Psychose verlangt, nur im potenzierten Ausmaß. Überlegen Sie mal: Das, worauf Sie sich tagtäglich verlassen, Ihre Gedankenwelt, bietet keinen Rückhalt mehr, um mit der Realität fertig zu werden, sondern fordert Sie heraus. Ein Mensch in einer Psychose geht durch die Hölle. Eine Hölle, die ihn von der Außenwelt isoliert. Eine Psychose ist etwas, was den Menschen Respekt abverlangen sollte, denn sie kann jeden treffen. Meiner Meinung nach ist ihr Potenzial zu töten enorm. Diesen Umstand möchte ich in einem ersten Schritt aus einer Innensicht heraus transparenter machen. Dann gehe ich, in einem zweiten Schritt, anhand eines von Dr. Marshall B. Rosenberg ins Leben gerufene Kommunikationsmodells, seinem Vier-Schritte-Modell der Gewaltfreien Kommunikation, auf die meiner Meinung nach sehr effektive Methode ein, einen Menschen in einer psychotischen Episode verbal zu erreichen und mit ihm lebensbereichernd zu kommunizieren.

Eine Frage, die ich an den Anfang stellen möchte: „Sind Sie gefährdet, sich selbst etwas anzutun?“

Versetzen wir uns in die Situation, Sie hören plötzlich eine Stimme in Ihrem Kopf (t0). Eine selbstständige Stimme. Eine fremde Stimme, deren Inhaber Sie nicht kennen. Es könnte Sie so irritieren, dass Sie auf die Frage mit Ja reagieren. Es könnte auch sein, dass Ihnen das schon früher passiert ist und Sie so schockiert über die Tatsache sind, dass es wieder passiert, dass Sie auf die Frage mit Ja reagieren. Sie zeigen intuitiv eine innerliche Abwehrreaktion (t0). Dazu kommt noch, dass man im seltensten Fall das Gehörte in die präsente Realität einordnen kann. Das irritiert zusätzlich. Häufig und leider nicht zu selten nehmen die Stimmen Bezug auf Ängste. Ja, ganze Angstwelten entstehen – eine Parallelwelt. In der Realität wissen Sie, wo Sie sich befinden, wer Sie sind, wer mit Ihnen spricht und was Sie sagen, aber daneben, ja daneben findet noch etwas anderes statt. Die Stimmen sprechen über Dinge, die in Ihnen etwas auslösen: weitere Ängste oder Schmerz, emotionalen Schmerz, Irritation, Wut, auf jeden Fall eine gewisse Ohnmacht und Hilflosigkeit. Sie möchten entkommen und deshalb reagieren Sie auf die Frage aller Fragen mit (t0):

„Ja, ich will den Stimmen in meinem Kopf ein Ende machen, ich verkrafte es nicht mehr!"

Oder:

„Ja, ich setze dem ein Ende und ich weiß, Tabletten würden helfen, aber ich will nicht der Mensch sein, den Tabletten aus mir machen."

Hat man die Tatsache ins Auge gefasst und verkraftet (t1), Stimmen zu hören, besteht die Möglichkeit, damit im Frieden zu sein und zu warten in der Hoffnung, es gehe wieder vorbei wie ein Sommergewitter. Mittlerweile, und ich blicke auf ein paar Jährchen mit diesem Phänomen zurück, setze ich mich hin, bleibe ruhig und versuche, mich in Liebe anzunehmen, so wie ich bin. Währenddessen höre ich mir den Semmel an (t2.2). Manchmal sitze ich tagelang da und frage mich: Was soll das? Was ist das? Es ist real und nicht real, es ist eindeutig eine Parallelwelt. Und deswegen nehme ich sie nur bedingt ernst. In dieser Parallelwelt spielen sich Dinge ab, die im Gegensatz zur Realität sind. Ich hatte schon so viele innerliche Spielfilme (t2.1), dass meine Ängste dafür als Ursache gar nicht ausreichen. Also, was soll das? Mittlerweile bin ich in so einem Zustand emotional tot und ausgebrannt. Ich habe alles außer meiner Rationalität und den strikten Glauben an die Realität verloren. Gott und der Teufel, sie existieren nicht für mich, ich bin irgendwo in der Mitte hindurchgefallen. Auf den Hintern gefallen und wieder und wieder aufgestanden. Die Psychosen haben mich durch eine Tretmühle getreten, in der ich fast gestorben bin. Und in meinem Fall sind sie ohne Medikation nicht vergangen. Leider! Insgesamt habe ich Wochen gewartet, alleine isoliert, gewartet und vergebens gewartet.

Bin ich an dem Punkt angelangt in der Episode, in der ich so angestrengt und ausgebrannt bin (t3), dass ich den Überblick verliere, entscheide ich mich zur Medikation (t4). Ansonsten würde die Gefahr bestehen, ums Leben zu kommen (t3), denn Schlaflosigkeit und Kraftlosigkeit sind keine guten Realitätsbewältiger. Würde man mir an diesem Punkt die Frage stellen, ob ich in Gefahr bin, mir selbst etwas anzutun, würde ich antworten: „Nein, aber mir könnte etwas zustoßen!"

Es besteht dann zum Beispiel die Gefahr, sich zu verirren, weil man den Bezug zu Raum und Zeit verliert. Ich habe dann zum Beispiel den Eindruck, drei Stockwerke raufzugehen und vier Stockwerke für die gleiche Höhe runterzugehen. Echt schräg. Auf jeden Fall ist für Menschen in so einem überanstrengten Zustand wichtig, sich der Medikation anzuvertrauen, so viel habe ich eingesehen. Vielleicht muss mit der Medikation wieder eingesetzt werden oder die Medikation muss vorübergehend erhöht werden. Wichtig ist eine professionelle Beratung. Leider kann es eine Weile dauern, bis die Medikation wirkt. Aber wenn sie wirkt (t5), ist es aus meiner persönlichen Erfahrung wie ein Erwachen, ein Lichten eines Schleiers, eine Neugeburt (t5). Die fast banal erscheinende Realität hat Sie dann wieder. Das Leben ist wieder da. Man kann sich wieder auf Gespräche konzentrieren, der Sonne gelassen entgegenblinzeln und sich entspannt zurücklehnen. Der Moment, an dem man bewusst erkennt, dass einen die Stimmen verlassen haben, ein Moment der Stille, der Erleichterung, ein beschwingter Moment. Meist, wenn die Medikation beginnt und die Wirkung einsetzt, gibt es Momente der Erholung. Aber irgendwann ist es dann gewiss: Es ist Ruhe eingekehrt.

Die soziale Wirklichkeit (t6): Als ein kleiner Sonnenschein, weil erleichtert, findet man sich wieder zurück in der Welt, bereit, die Welt zu umarmen. Doch Achtung! Tags zuvor oder zumindest ein paar Tage zuvor saß man noch in sich verschlossen herum, desorientiert und mit nicht einzuordnender Ausstrahlung. Den Menschen steht eine gewisse Unsicherheit, vielleicht sogar Angst vor einem noch ins Gesicht geschrieben. Was nun?

In Scham (t6) versinken? In eine Selbstanklage verfallen? Das Einzige, was da vor der Depression hilft, ist Selbstempathie, Empathie durch Spezialisten, sei es Ärzte und Therapeuten oder gar die liebe Familie. Die Wunden müssen durch Annehmen des Schmerzes heilen. Her mit den Taschentüchern! Sich bewegen und gutes, gesundes Essen genießen. Das erdet und versöhnt! Langsam wird man mit der Welt wieder eins (t8).

Das Risiko, das jetzt besteht, ist, dass man Zurückweisung durch die Menschen erfährt, die man jetzt am nötigsten brauchte (t6).

Ein weiteres nicht zu unterschätzendes Risiko ist, dass man die Diskrepanz beider Welten nicht verkraftet (t7). Die Erinnerungen an das, was in einer Psychose in einem vorgeht, in der Parallelwelt, können einem manchmal die Schamesröte ins Gesicht treiben, wenn man sich Stück für Stück erinnert. Was soll man tun mit diesem Haufen an Fantasien? Mein persönlicher Tipp: als gegessen einordnen. Ja, es ist eine Erinnerung, und ich hake sie als solche ab. Peinlich, schmerzhaft, vielleicht auch irritierend und etwas verwirrend, aber vorbei. Eine bessere Antwort konnte ich bis jetzt nicht finden. Es war ein schmerzhafter und manchmal beängstigender Prozess, mit den Erinnerungen an die Parallelwelt fertig zu werden. Aber man muss sich damit konfrontieren und Stück für Stück damit abschließen, sonst hat man keinen Boden unter den Füßen. Für diesen Prozess gibt es keine Tablette. Nur die eigene Kraft der Regeneration und den Willen, eine Zukunft zu haben – eine Zukunft mit Perspektive. Wichtig ist, einen Punkt zu erreichen, an dem man sich in Frieden und Liebe annimmt (t8) als einen Menschen mit der Kapazität, mit psychotischen Episoden fertig zu werden, und als einen Menschen, der die Liebe zum Leben immer wieder entdeckt.

Was ist, wenn ich nicht so weit gekommen bin und jetzt stecken bleibe? Was könnte ich dann auf unsere Leitfrage antworten: „Sind Sie in Gefahr, sich selbst etwas anzutun?"?

„Ja, weil ich alleine bin und mich die Welt nicht so annimmt, wie ich bin!" (t6)

„Ja, ich bin so schockiert über das, was ich wahrgenommen habe durch die Stimmen. Meine Erinnerungen (t7) an die Inhalte machen mir Angst, ich will mein Leben beenden. Ich werde damit einfach nicht fertig."

Nur gut, dass unsere heutige Gesellschaft viele Methoden und Möglichkeiten hervorgebracht hat, um Betroffenen unter die Arme zu greifen. Endlich ist alles überstanden, eine Psychose ist überstanden, und man bricht dann doch darnieder. Bis man eine Psychose überwunden hat, verstreicht viel Zeit. Eine Psychose hinterlässt ein Schlachtfeld in der Psyche und ist mit viel seelischem Schmerz und Stress verbunden. Eine psychotische Episode ist daher aus meiner Sicht als hochgradig riskant einzustufen. Sie kann zum Tode führen.

Stabilisation der Betroffenen selbst und Gespräch mit Helfern

Ein Vorschlag eines Betroffenen

Die eigentliche Herausforderung einer Psychose ist, dass die Gedanken die gewohnte Distanz verlieren. Das heißt, der Gedanke ist unmittelbarer und wird einer Wirklichkeit ähnlich. Man darf sich das so vorstellen: Aus einer Kinovorstellung – dem abstrakten Gedanken – wird eine 3D-Kinovorstellung (mit Brille). Eine Vorstellung, die der Wirklichkeit, einer erlebten Wirklichkeit – der Realität – sehr nahekommt. Diese Distanzlosigkeit der Gedanken ist das eigentliche stressige Moment. Eine Steigerungsform ist der Switch vom 3D-Kino zum Darsteller im Improvisationstheater. Aus dem Zuschauer wird zuerst ein Distanzloser und schließlich ein Akteur. Der Akteur nimmt die Gedankenwelt als Wirklichkeit an. Jetzt verliert sich der Akteur zwischen Realität und Improvisationstheater. Stellen Sie sich das so vor: Ein Tagtraum wird zur erlebten Wirklichkeit durch die Distanzlosigkeit der Gedanken. Das ist das kritische stressige Moment für den Menschen mit einer psychotischen Episode. So breit gestreut wie das Genre des Films, so groß ist die Vielfalt der Erfahrungen in der Welt der Psychosen.

Die Frage, die sich aus dieser Problematik ergibt, ist: Wo setzt man in der Kommunikation mit jemandem an, der sich zusehends in einer parallelen Welt verliert?

Meine persönliche Antwort darauf ist, ohne jemals so eine kommunikative Erfahrung gemacht zu haben während einer Psychose: Man setzt in der Kommunikation mit dem Betroffenen bei seinen persönlichen Bedürfnissen an. Die erlebte Wirklichkeit eines Menschen in einer Psychose ist vielschichtig. Im Kern steckt aber das Ich, mit Körper, Geist und Seele, das sich durchaus seiner eigenen Bedürfnisse bewusst ist. Den Ansatz, bei den Bedürfnissen anzusetzen, habe ich von Dr. Marshall B. Rosenberg.[1] Er hebt die Bedürfnisse als Ansatzpunkt der Kommunikation in allen Lebenslagen explizit hervor. Ich werde Ihnen mögliche Dialoge aus Sicht eines Betroffenen herausarbeiten und Ihnen den Ansatz der Gewaltfreien Kommunikation für das Umfeld von Menschen in psychotischen Episoden näherbringen. Auch für die Betroffenen selbst kann das Kommunikationsmodell an sich als Lebensansatz heilende Wirkung in der Verarbeitung von psychotischen Episoden entfalten (Erläuterung in Schritt drei meiner Arbeit).

Wie stabilisiere ich mich, als Betroffener, in einer psychotischen Episode aus eigener Kraft so weit, dass ich sicher bin, dass mir trotz Psychose nichts zustößt und um weitere wichtige Entscheidungen treffen zu können, zum Beispiel ein Arztgespräch oder ein Gespräch mit meiner nächsten Umgebung:

Ausgangspunkt ist, dass sich der Betroffene, der Stimmen hört, mit den distanzlosen Gedanken und Stimmen identifiziert und alle erdenklichen Emotionen und Gedanken zum Ausdruck bringt – das Improvisationstheater.

Zielzustand ist, der distanzierte Betrachter (dem Zuschauer von der Tribüne) der Gedanken und Stimmen zu werden. Ich kann die Stimmen und distanzlosen Gedanken nicht aus eigener Kraft abstellen, aber ich kann einen bewussten Umgang damit wählen.

Wie geht das?

Das Ich ist treuer Begleiter unserer selbst im Jetzt, der realen Welt und im Erleben unseres Innenlebens. Das Ich ist der unverwechselbare Bezugspunkt, auf den ich in mir als Betroffener, als jemand, der Stimmen hört, meine Konzentration fokussiere. Anfangs, indem ich meine persönlichen emotionalen Reaktionen beobachte und verarbeite, wie es mir geht, wenn ich den Inhalt der Stimmen

1 Seminar „Gewaltfreie Kommunikation“, Friedensuniversität Burg Schlaining, Burgenland, Österreich, 5./6. Juni 2007.

rational verarbeite. Vielleicht bin ich schockiert, entrüstet, überrascht, traurig, wenn ich zuhöre. Wie auch immer meine Reaktion ist, wichtig ist für meine persönliche Sicherheit, nichts auszuagieren, keine Aktionen zu setzen, sondern „einfach" zu ertragen. Das verlangt innerliche Stärke und Selbstempathie, die wir haben. Unser Lebenswille macht uns stark und geduldig, und im Innersten lieben wir uns selbst. Warum wählen wir bewusst die Strategie, nichts auszuagieren? Die Welt wird für uns und unsere Welt überschaubarer, wenn wir trotz dieser emotionalen Anforderung ruhig bleiben. Wir wählen so bewusst die Perspektive des Zuschauers. Haben wir uns in Frieden in dieser Position stabilisiert, gehen wir zum nächsten Schritt: dem Gespräch mit der Außenwelt.

Exkurs: Spiritualität – der göttliche Funke in uns

Selbstliebe und die Liebe zum Leben; Schmerz, wo setzt Heilung an?

Dr. Marshall B. Rosenberg[2] spricht von einer Spiritualität, in der sich die Göttlichkeit in uns Menschen widerspiegelt. Sein Ansatz ist: Sind wir mit unserem natürlichen Energiehaushalt – unserer göttlichen Energie, die uns allen innewohnt, nicht in Kontakt, beginnt der Schmerz. Und auf diesem Schmerz beruhen Konflikte – innerlich (intrapersonell) und äußerlich (interpersonell). Heilung setzt bei Schmerzarbeit an: Tränen, Trauer, auch hinter Wut steht ein Urteil über einen Sachverhalt, und darunter verbirgt sich die Trauer, der eigentliche Schmerz. Der kürzeste Weg der Heilung ist meiner Erfahrung nach der Weg in den Schmerz. Dort nehmen wir Kontakt auf zu unserer ursprünglichen Energie, dort berührt uns der göttliche Funke. An diesem Ort fließt es, dort finden wir Frieden in unserer Mitte, in der Freude sowie im Leid. Das gilt für uns alle, auch für Menschen wie mich, die manchmal Psychosen haben. Und wir alle finden uns selbst an diesem Ort des Friedens wieder. Dort finden wir auch die Sicherheit, denn dort finden wir Geborgenheit in der größeren Ordnung. Das ist der Ort der Eigenliebe und der Liebe zum Leben, den Kraftressourcen, mit denen wir Menschen ausgestattet sind. Es ist der Ort, an dem wir mit uns selbst und dem Leben in Frieden sind.

Dr. Marshall B. Rosenberg[3] hat sein Kommunikationsmodell dazu entworfen, mit sich und seiner Umwelt in Verbindung zu treten, und zwar auf eine das Leben fördernde Art. Er praktiziert sein Vier-Schritte-Modell seither in verschiedensten Anwendungsgebieten, unter anderem für Traumaarbeit, Menschen in Konflikten und Menschen mit Psychosen. Kurz umschrieben, besteht sein

2 Seminar „Gewaltfreie Kommunikation“, Friedensuniversität Burg Schlaining, Burgenland, Österreich, 5./6. Juni 2007.

3 Ebd.

Modell aus vier Elementen: der Beobachtung (ohne Diagnose und Bewertung), den Gefühlen, den Bedürfnissen und einer (konkreten) Bitte oder einem Danke. Die Reihenfolge ist ausschlaggebend, denn wie sich in der Praxis zeigt, entspricht sie einer gut aufnehmbaren Logik. Den grundsätzlichen Rahmen setzt das Konzept der Empathie, genauer der Selbstempathie und der Empathie, für seinen Gesprächspartner beziehungsweise für seine Umwelt.

Ich werde an verschiedenen fiktiven Beispielen aus der Behandlung mit Menschen wie mir, Menschen mit psychotischen Episoden, fiktive Dialoge erarbeiten anhand der grundsätzlichen Frage: „Sind Sie gefährdet, sich selbst etwas anzutun?", und ihnen anhand des Kommunikationsmodells von Dr. Marshall B. Rosenberg auf den Grund gehen. Ich möchte dadurch die Möglichkeit einer lebensfördernden Begegnung demonstrieren. (In meinen Schilderungen ist A immer der Mensch mit einer psychotischen Episode.)

(t0):

B: Sind Sie gefährdet, sich selbst etwas anzutun?

A: Ja, ich höre Stimmen in meinem Kopf und ich möchte dem ein Ende machen, weil ich es nicht mehr aushalte!

B (in empathischer Haltung): Du hörst Stimmen in deinem Kopf? (Beobachtung/Paraphrase fragend formuliert)
Macht dir das Angst, und stresst dich das? (Gefühl fragend formuliert)
Hast du ein Bedürfnis nach Ruhe und Sicherheit? (Bedürfnis fragend formuliert)
Danke, dass du mit mir die Erfahrung teilst. (Empathisches Danke)
Bitte sag mir konkret, was ich jetzt für dich tun kann? (Konkrete Bitte)

A: Bitte, lass mich nicht alleine, setz dich an meinen Bettrand.
Und/oder

Rufen wir einen Arzt meines Vertrauens an.
Und/oder
Warten wir, bis das Medikament hilft.
Und/oder
Höre mir bitte zu. Ich möchte dir etwas erzählen, was mir passiert ist, etwas, das mich schon lange belastet.
Und/oder
Trinken wir eine Tasse Tee, bis ich mich beruhige.

(t3):
B: Sind Sie gefährdet, sich selbst etwas anzutun?
A: Nein, aber mir könnte etwas zustoßen.
B: Du hast Angst, dass dir etwas passiert? (Paraphrase/Beobachtung ifF)
Du brauchst Sicherheit? (Bedürfnis ifF)
Bitte sag mir, was kann ich für dich jetzt konkret tun? (Frage ifF)
A: Ich höre Stimmen, und je länger das andauert, umso anstrengender wird es. Ich habe den Eindruck, ich verliere den Überblick. Ich warte eigentlich, bis die Stimmen von ganz alleine aufhören.
B: Du wartest darauf, dass die Stimmen von alleine gehen. (Paraphrase/Beobachtung ifF)
Und das ist ziemlich anstrengend. (Gefühl ifF)
Und jetzt kommt noch die Angst dazu, dass dir etwas zustößt, weil du den Überblick verlierst? (Empathische Paraphrase/Beobachtung ifF)
Du fühlst dich unsicher und brauchst Schutz? (Gefühl, Bedürfnis ifF)
A: Ja, genau.
B: Kannst du mir bitte konkret sagen, wie du dir eine sichere Umgebung vorstellst? (Konkrete Bitte)
B: Ich möchte heute zu Hause bleiben. Könntest du bitte bei mir bleiben? Wenn das nicht geht, bring mich ins Spital, bitte.

(t4):

B: Sind Sie gefährdet, sich selbst etwas anzutun?

A: Ja, ich höre Stimmen und ich weiß, Tabletten würden helfen, aber ich will nicht der Mensch sein, den die Tabletten aus mir machen. Und ich möchte schauen, ob die Stimmen wieder von alleine weggehen.

B: Wenn du die Tabletten einnimmst, die dir verschrieben wurden, fühlst du dich nicht wohl? (Paraphrase/Beobachtung ifF)
Du möchtest dich wohlfühlen? (Gefühl ifF)
Kannst du mir bitte sagen, was du jetzt brauchst? (Konkrete Frage ifF)

A: Ich habe Angst, dass man mir ansieht, dass ich etwas einnehme. Ich möchte natürlich wirken. Ich möchte dazugehören. Es schmerzt mich, stigmatisiert zu sein.

B: Du möchtest natürlich wirken und dazugehören. (Paraphrase/Beobachtung ifF)
Es macht dich traurig und schmerzt dich, stigmatisiert zu werden. (Gefühl ifF)
Du hast ein Bedürfnis nach Zugehörigkeit. (Bedürfnis)
Danke für deine Offenheit. (Dank)
Wenn du mir mitteilst, wie es dir geht, bin ich dankbar, weil sich auch für mich Begegnung erfüllt. (Beobachtung, Gefühl, Bedürfnis)

A: Danke für dein Ohr. Ich fühle mich gehört und angenommen. Jetzt kann ich Vertrauen aufbauen.

(t6):

B: Sind Sie gefährdet, sich selbst etwas anzutun?

A: Ja, weil ich alleine bin und die Welt mich nicht so annimmt, wie ich bin.

B: Du möchtest dir etwas antun? (Paraphrase/Beobachtung ifF)
Dich schmerzen deine Erfahrungen mit der Umwelt, und du brauchtest Gemeinschaft? (Gefühl, Bedürfnis ifF)

A: Ja, genau.

B: Du bist mir sehr wichtig, und ich möchte dir helfen. (Gefühl, Bedürfnis)

Kannst du konkret sagen, was du gerade brauchst, bitte?

A: Ich brauche Ansprache und ein Miteinander. Und ich möchte gerne so angenommen werden, wie ich bin mit allen meinen Facetten.

B: Wenn ich das so höre, denke ich auch an meine Bedürfnisse. (Beobachtung)

Ich möchte auch teilhaben am Leben anderer und Freunde haben.

A: Eben.

(t7):

B: Sind Sie gefährdet, sich selbst etwas anzutun?

A: Ja, ich bin im Nachhinein so schockiert über das, was ich wahrgenommen habe, als ich Stimmen hörte. Ich schäme mich, und die Erinnerungen machen mir auch Angst. Ich habe schon daran gedacht, dem ein Ende zu machen.

B: Du hast eine ganze Weile Stimmen gehört. Jetzt, wo die Medikation wirkt, erinnerst du dich an die Inhalte? Du möchtest deine Erinnerungen gerne verarbeiten? (Paraphrase/Beobachtung ifF) Deine Erinnerungen schockieren dich? (Gefühl). Hast du ein Bedürfnis nach Leichtigkeit und Freiheit. (Bedürfnis)

A: Ja, ich möchte von vorne anfangen und vergessen. Danke, ich fühle mich von dir verstanden, und das tut gut.

Empathie geben – sich selbst und seinem Nächsten

Der eigentliche Schlüssel ist die Bedürfnisebene. Einerseits sind uns allen alle menschlichen Bedürfnisse bekannt, und dadurch findet auf dieser Ebene Begegnung statt. Andererseits sind wir auf dieser Ebene strategieungebunden. Der Lösungsraum erschließt sich auf der Ebene der Bedürfnisse.

Beispiele

(t0):

Bedürfnis nach Ruhe und Sicherheit:

- Bleib bei mir.
- Rufen wir den Arzt des Vertrauens an.
- Gemeinsam warten, bis die Medikation hilft.
- Zuhören.
- Tee trinken.

(t3):

Bedürfnis nach Sicherheit:

- In Begleitung zu Hause bleiben.
- In eine Klinik gehen und um stationäre Aufnahme bitten.
- Familie und Freunde besuchen und vorübergehend einziehen.
- Eine professionelle Betreuung einstellen.
- …

(t6):

Bedürfnis nach Wohlbefinden und Dazugehörigkeit:

- Einen Tanzkurs besuchen.
- Den Weight Watchers beitreten.
- Selbsthilfegruppen.
- Mit Freunden des Vertrauens Kontakt aufnehmen.
- …

(t6):

Bedürfnis nach Gemeinschaft:

- Sich erfolgreich verlieben.
- …

(t7):

Bedürfnis nach Leichtigkeit und Freiheit:

- Sich künstlerisch betätigen.

- Sich den Wind um die Ohren wehen lassen.
- Ohne Regenschirm spazieren gehen.
- …

Verzweiflungstaten und die beschützende Anwendung von Macht

Zurück zur Ausgangsfrage: „Sind Sie gefährdet, sich selbst etwas anzutun?"

Sind Menschen in Gefahr, sich etwas anzutun, und/oder verlieren sie den Überblick, um sicher zu sein, weil sie Stimmen hören, kann es sinnvoll sein, Menschen in eine Umgebung zu bringen, an der sie sicher sind. Wie auch immer die Wahl des Ortes aussieht, wichtig ist, dass diese Entscheidung für den Betroffenen transparent und nachvollziehbar ist. Dr. Marshall B. Rosenberg[4] schlägt für diesen Fall sein Vier-Schritte-Modell vor und nennt es: „Die Beschützende Anwendung von Macht." Das heißt, Sie erklären dem Betroffenen, was gerade zu seiner persönlichen Sicherheit vor sich geht. Erklären Sie transparent, warum Sie die Schritte setzen zu des Betroffenen eigener Sicherheit. Kommt das nicht an, könnte der Betroffene den Schluss ziehen, es sei zur Sicherheit seiner Umgebung, und er fühlt sich ausgeschlossen und bestraft. Dadurch könnte er noch weiter in seine Verzweiflung getrieben werden, und die Wahrscheinlichkeit steigt, dass er sich etwas antut oder ihm etwas zustößt. Versteht der Betroffene, der Stimmen hört, was zu seinem Schutz passiert, willigt er auch ein.

Beispiel

(t0):

B (zum Beispiel Telefonfürsorge oder Sozialhilfe): Sind Sie gefährdet, sich selbst etwas anzutun?

A: Ja, ich höre Stimmen in meinem Kopf und ich möchte dem ein Ende machen, weil ich es nicht mehr aushalte.

B: Sie hören Stimmen und wollen sich etwas antun? (Paraphrase/Beobachtung ifF)

4 Seminar „Gewaltfreie Kommunikation", Friedensuniversität Burg Schlaining, Burgenland, Österreich, 5./6. Juni 2007.

Sind Sie verzweifelt und gestresst? Haben Sie auch Angst? (Gefühl)

Haben Sie ein Bedürfnis nach Ruhe und Sicherheit? (Bedürfnis)

A: Ja, mir ist das zu viel. Ich bin verzweifelt. Warum habe ich sol che Probleme?

B: Ihnen ist das zu viel? (Paraphrase/Beobachtung ifF)

Die Stimmen treiben Sie in Verzweiflung. Sie sind angestrengt? (Gefühl ifF)

Brauchen Sie jemanden, der Ihnen zuhört und jetzt für Sie da ist? (Bedürfnis ifF)

A: Ja, bitte. Ich bin alleine zu Hause. Ich habe Angst, dass ich mir etwas antue.

B: Sie sind alleine zu Hause und sind verzweifelt? (Beobachtung, Gefühl)

Sie brauchen jetzt jemanden an ihrer Seite? (Bedürfnis)

Wenn ich Ihnen zuhöre und mich in Ihre Lage versetze, mache ich mir Sorgen, und mir ist Ihre Sicherheit wichtig. (Beobachtung, Gefühl, Bedürfnis)

Können Sie sich bitte an die folgende Notaufnahme wenden. Sie finden dort heute Nacht noch Unterstützung. (Bitte)

Dort wird mit Ihnen gesprochen, und es werden mögliche Hilfestellungen mit Ihnen besprochen.

Rufen Sie sich ein Taxi und fahren Sie bitte dahin. (Beschützende Anwendung von Macht)

A: Ja, danke. Ich werde jetzt zur Notaufnahme fahren. Danke für Ihre Klarheit, das tut gut. Ich weiß jetzt, was ich tun muss, um mich zu schützen.

Exkurs

„Auf der Ebene der Bedürfnisse sind wir alle gleich.
Auf der Ebene der Bedürfnisse gibt es keine Rivalität."

Dr. Marshall B. Rosenberg[5]
2007, Burg Schlainig

Ist ein Mensch in der Situation, Stimmen zu hören, und stresst ihn dieser Zustand, hat das auch Auswirkungen auf sein Umfeld. Der Betroffene, der Stimmen hört, reagiert ungewohnt, wirkt abwesend, vielleicht verwirrt, vielleicht wirkt er auch fahrig oder energiegeladener als sonst. Die Welt der Stimmen schafft eine Parallelwelt und zieht meist den größten Teil der Aufmerksamkeit auf sich. Die Realität wird vom Betroffenen am Rande bewältigt, bis er es vielleicht nicht mehr schafft. Und das fällt dann auf. Ein Beispiel: Er verirrt sich. Menschen, die den Überblick über die Realität verloren haben, sind verängstigt. Menschen, die auf jemanden stoßen, der den Überblick verloren hat, sind irritiert und vielleicht auch verängstigt. Beide haben ein Bedürfnis nach Orientierung und Sicherheit, nur aus unterschiedlichen Blickwinkeln. Bleibt die Aufmerksamkeit auf der Ebene der Gefühle hängen, der Angst, kommt es meist zu schmerzhaften Erfahrungen. Denn warum geht ein Großteil der Menschen weiter, wenn sie jemanden auf der Straße liegen sehen? Es ist die Angst als Gefühl und das Bedürfnis nach Orientierung und Sicherheit. Lernen wir, unsere Aufmerksamkeit auf Bedürfnisse zu richten, erkennen wir unsere Gemeinsamkeit auf der Bedürfnisebene. Auf dieser Ebene, der Bedürfnisebene, findet Begegnung statt. Dort sind wir strategieunabhängig, weil sich dort der Lösungsraum öffnet und es keine Rivalität gibt. Auf der Gefühlsebene, der Angst, sind wir getrennt, darum wählen wir vielleicht die Strategie des Weitergehens und Wegschauens. Wenn wir uns auf die Bedürfnisse

5 Seminar „Gewaltfreie Kommunikation", Friedensuniversität Burg Schlaining, Burgenland, Österreich, 5./6. Juni 2007.

konzentrieren, rücken wir einander näher. Uns sind alle Bedürfnisse gemeinsam, und es herrscht keine Rivalität. Von Sicherheit und Orientierung kann es für uns alle gar nicht genug geben, und der Raum der Möglichkeiten ist auf dieser Ebene geöffnet. Auf der Gefühlsebene, in diesem Fall die Angst, liegt eine Strategie sehr nahe, sich abzuwenden, sich zurückzuziehen.

Was heißt das in unserem Beispiel, in dem ein Mensch Stimmen hört und damit überfordert ist (t3) und sich verirrt hat?

A hat an einer Kreuzung mehrmals die Straße überquert, schaut sich irrend um und sackt am Gehsteig zu Boden.

B ist auch zu Fuß unterwegs und sieht A. Nach einem Zögern geht B auf A zu und fragt:
Sie liegen am Boden? Sind Sie gestürzt? Haben Sie sich verletzt? (Beobachtung ohne Urteil ifF)
Sind Sie angestrengt? (Gefühl ifF)
Brauchen Sie Hilfe? (Bedürfnis ifF)
Bitte sagen Sie mir, wie ich Ihnen jetzt helfen kann? (Bitte)

A: Ich kann nicht mehr. Ich finde mein Auto nicht mehr. Ich bekomme noch einen Strafzettel, weil die Parkuhr abläuft.

B: Sie sind erschöpft. Und Sie suchen Ihr Auto. Und die abgelaufene Parkuhr stresst Sie. Brauchen Sie Hilfe? Darf ich Ihnen helfen? (Beobachtung ohne Urteil, Gefühl, Bedürfnis, Bitte, alles in fragender Form)

A: Ich suche es schon eine ganze Weile und finde es nicht.

B: Wenn ich höre, dass Sie schon eine ganze Weile suchen, mache ich mir Sorgen. Mir ist wichtig, dass Sie sicher nach Hause kommen. (Beobachtung, Gefühl, Bedürfnis) Wie ist das für Sie, wenn Sie das von mir hören? (Beziehungsbitte)

A: Ich bin müde und angestrengt.

B: Sie sind müde und angestrengt. (Paraphrase/Beobachtung) Ich bin erleichtert, dass Sie so offen sind. Mir ist Ihre Sicherheit jetzt gerade wirklich wichtig. Rufen wir gemeinsam ein Taxi für

Sie, das Sie nach Hause fährt, und bitten Sie jemanden aus ihrer nächsten Umgebung, sich um das Auto zu kümmern? (Gefühl, Bedürfnis, Bitte)

A: Ja, bitte.

B: Warten Sie, ich helfe Ihnen auf. Stellen wir uns an einen Ort, wo das Taxi stehen bleiben kann, und warten wir gemeinsam.

Exkurs: Beobachtung ohne Bewertung

Dr. Marshall B. Rosenberg[6] rät in seinem Kommunikationsmodell, im ersten Schritt der Beobachtung, keine Bewertungen reinzupacken, und wenn, dann als Ich-Botschaft. Die Wahrscheinlichkeit, dass Aussagen als Vorwürfe entgegengenommen werden, steigt, wenn Bewertungen enthalten sind.

Gerade in der Begegnung mit Menschen in Schwierigkeiten ist der Kontakt auf derselben Augenhöhe ausschlaggebend. Wollen wir Menschen erreichen und zu ihnen durchdringen, so entfaltet die Logik von Dr. Marshall B. Rosenbergs[7] Kommunikationsmodell ihre Wirkung, wenn wir uns an die Struktur halten. Ein Mensch, der Stimmen hört, wird dies vielleicht nicht offen ansprechen. Ihm ist wichtig, in der Realität so gut wie möglich zurechtzukommen, um sein Gesicht nicht zu verlieren und in Würde zu bestehen. Manche Menschen leben damit, manche Menschen sind überfordert und wenden sich dann doch um Hilfe nach außen. Wichtig ist, und das zeigt meine persönliche Erfahrung, dass die Betroffenen, die Stimmen hören, von außen, von anderen Menschen erreicht werden können. Dr. Marshall B. Rosenbergs[8] Kommunikationsmodell ist, so meine ich, dazu geeignet, weil es sich strukturiert auf das Wesentliche konzentriert im menschlichen Miteinander. Der Betroffene, seine Familie, seine Umgebung, Menschen, die im Gesundheitsbereich arbeiten – unabhängig vom Grad der Verantwortung, den sie tragen: Alle haben die Chance der Begegnung und des Austausches. Ein Austausch, der so wichtig ist, weil Hilfe nötig ist.

6 Seminar „Gewaltfreie Kommunikation“, Friedensuniversität Burg Schlaining, Burgenland, Österreich, 5./6. Juni 2007.

7 Ebd.

8 Ebd.

Selbstheilungskräfte – während und nach einer psychotischen Episode

Das Innerste eines Menschen, das Ich, leidet während einer psychotischen Episode. Ist es doch gefordert im Dialog mit der Realität einerseits und mit der Parallelwelt andererseits. Die Realität fordert in ihrer Überschaubarkeit. Die Wahrscheinlichkeit, das Unverständnis ins Gesicht seiner Nächsten, seiner Umwelt geschrieben, steht im Umgang mit einem Menschen in einer psychotischen Episode und steigt mit dem Andauern dieser. Die Parallelwelt fordert den Betroffenen in seinen Emotionen enorm, ist es doch anfangs natürlich, im Dialog mit den Stimmen gefühlsmäßig zu räsonieren, also betroffen zu reagieren, weil man die Inhalte noch ernst nimmt. Mit der Zeit, nach mehreren Episoden, stumpft man ab, und es bleibt mehr Kapazität für die Realität. Trotzdem steigen der Stresspegel und mit großer Wahrscheinlichkeit auch der Angstpegel, je länger die Episode andauert. Das Ich, das Innerste eines Menschen, steht mittendrin, zwischen der Realität und der Parallelwelt, wie ein Fels in der Brandung. Das Ich ist durchaus erreichbar für sich selbst für Selbstempathie, wie für seine Umwelt, seine Nächsten und die professionellen Betreuer für Empathie. Menschen benötigen eine liebevolle Haltung sich selbst gegenüber, genährt von Selbstliebe. Aber wie docke ich an die Ressource der Selbstliebe an? Vor allem wenn es gerade nicht so gut läuft wie während einer Episode. Es ist doch üblich, in solch einer Situation in Selbstvorwürfen zu baden. Für die Selbstvorwürfe ist es noch etwas zu früh in einer Episode, die kommen vor allem nach Bewältigung der psychotischen Episode, beim Konfrontieren mit der sozialen Wirklichkeit. Während der Episode selbst ist man zu beschäftigt, man ist mitten im Dauerlauf, in dem man versucht, sich zu orientieren. Zum Stehen oder zum Stillstand kommt alles erst am Ende der Episode, was eine enorme Erleichterung mit sich bringt und einer Neugeburt gleichkommt.

Also, was brauche ich emotional während einer psychotischen Episode?

Man ist gestresst und ängstlich, weil das Bedürfnis nach Entschleunigung (Ruhe, Erholung) und Schutz in einer Episode zu kurz kommt. Entschleunigung, weil ein bisschen viel los ist im Kopf eines Menschen in einer Episode. Schutz, weil mit dem Andauern einer Episode die Intensität der Inhalte (und vielleicht die Identifizierung mit den Inhalten) steigt und daher die Kapazität für die Bewältigung der Realität sinkt. Auf jeden Fall steigt die Anforderung, Dinge, die einem im Innen (emotionale Reaktion auf die Parallelwelt) und im Außen (emotionale Reaktion auf seine Erfahrungen in der Realität) begegnen, zu verkraften. Der Mensch in einer psychotischen Episode ist nicht gespalten, sein Ich ist nur gefordert mit zwei unterschiedlichen Erfahrungshorizonten.

Der Ursprung der Dialoge mit den Stimmen sind zumeist Dinge, die einen in der Realität schon herausfordern, zum Beispiel Ängste, aber auch Interessengebiete (Vorlieben). In einer Parallelwelt begegnet einem nur Bekanntes. Der Kopf bringt nur Inhalte hervor, die ihm bekannt sind. Dinge, die wir irgendwann gespeichert haben, bewusst oder unbewusst. Erstaunlich ist, wie kreativ er Inhalte neu kombiniert, aber wenn ich nicht Chinesisch kann, höre ich auch keine chinesische Stimme. Aus eigener Erfahrung kommen einem die Inhalte einer Parallelwelt fantasievoller und kreativer vor. Die Inhalte sind manchmal durchaus attraktiv, aber für die Bewältigung der im Vergleich fast banalen Realität wenig hilfreich. Als ein Mensch in einer psychotischen Episode muss ich wissen: Nur Vögel können fliegen, und mich fängt unten niemand auf, wenn ich es probiere. Damit spreche ich das Bewusstsein für Selbstverantwortung an, die ein Mensch in einer Episode haben muss, um sich nicht in Gefahrensituationen zu begeben.

Eine für eine Psychose typische gedankliche Situation ist, dass man im Dialog mit den Stimmen sein Leben durchgeht und sich für alles, was so schiefgegangen ist, schlecht fühlt. Dies tut man meist in enormer Geschwindigkeit, und die Dynamik kann sich steigern. Das Ich reagiert mit einer Betroffenheit aus Angst, Schuld und Scham. Was kann in so einer Situation helfen? Hat die Medikation gewirkt, bleiben die Erinnerungen. Dauert es, bis die Tabletten wirken, muss man damit auch vorübergehend durchtauchen. Die Flucht in den Tod ist oftmals eine Wahl. Also, was tun? Was hilft?

Mir persönlich lieferte das Menschenbild von Dr. Marshall B. Rosenberg[9] einen möglichen und gangbaren Ausweg. Dieses sehr hilfreiche Menschenbild stelle ich hiermit vor. Es ist gut zu erkennen für Menschen wie mich, Menschen mit psychotischen Episoden und Menschen in schwierigen Situationen allgemein. Es ist hilfreich in der Selbstheilung sowie in Therapieprozessen und Arztgesprächen. Dr. Marshall B. Rosenbergs[10] Menschenbild zu verinnerlichen, öffnet den Raum für Selbstliebe.

Kern dieses Menschenbilds sind zwei Gedanken:

- Alles menschliche Tun ist ein Versuch, Bedürfnisse zu erfüllen.
- Unsere Gefühle sind ein Ausdruck unerfüllter Bedürfnisse.

Was heißt das für uns?

Wir bewegen uns weg von Bewertungen, hin zum tiefen Verständnis unserer selbst und unserer Mitmenschen.

Ein Beispiel:

Schaue ich auf ein Ereignis, für das ich mich verurteile, gehe ich über, mich zu fragen: Was für ein Bedürfnis wollte ich mir mit meiner Handlung erfüllen? Mit diesem innerlichen Schritt erkenne ich, dass ich das Bedürfnis an sich zutiefst annehmen kann. Setzen wir unseren Fokus auf die Bedürfnisebene, kommen wir in Kontakt mit unserer lebensbejahenden Energie, dem göttlichen Funken. In der Welt der Urteile ist diese Energie verzerrt in Form von Schmerz,

9 Seminar „Gewaltfreie Kommunikation", Friedensuniversität Burg Schlaining, Burgenland, Österreich, 5./6. Juni 2007.

10 Ebd.

Trauer und Wut – die lebensbejahende Energie ist gegen uns selbst gerichtet. Wichtig ist trauern, dem Schmerz Raum geben und trauern, um zu erkennen: Was wollten wir eigentlich bewirken mit der Handlungsstrategie, die wir uns jetzt vorwerfen? Erkennen wir das Bedürfnis dahinter, erkennen wir, dass sich auf dieser Ebene der Handlungsraum öffnet und wir – vielleicht durch unsere Gefühle eingeengt – das nicht erkannt haben. Die Selbstliebe kommt mit dem In-Kontakt-Kommen mit unserem Bedürfnis und dessen Annehmen. Die Trauer ist die Reflexion über die Wahl der Handlungsstrategie, die wir wählten.

Habe ich dieses Modell einmal verinnerlicht, ist der Boden zur Selbstliebe geschaffen, und die Selbstempathie kann fließen.

Was heißt das jetzt für einen Menschen in einer psychotischen Episode konkret?

Ziel ist es, sich zutiefst anzunehmen, wie man ist. Ein Mensch in einer psychotischen Episode kann einsehen, dass die Parallelwelt und der emotionale Stress, der damit einhergeht, ein Ausdruck seines Körpers ist – ein Umgang mit einer stofflichen Inbalance im Gehirn. Körper sind anfällig für Defekte in Form von Krankheiten, die Medizin ist der Beweis dafür. Körper sind vergänglich. Eine Psychose ist ein Ausdruck eines Defekts des Gehirns als Organ. Die Stimmen, die Parallelwelt, sind somit ein Ausdruck unserer Verletzlichkeit, unserer Körperlichkeit als Mensch. Sehe ich sie als Versuch des Körpers, immer zu funktionieren, obwohl ihm das nicht immer gelingt, kann ich ihn nur zutiefst annehmen und lieben. Der Körper ist der ständige Begleiter des Ichs.

Man kann heute schon sehr gut leben mit psychotischen Episoden. Sie sind therapierbar mit Medikamenten. Das seelische Schlachtfeld allerdings braucht Zuwendung von innen und von außen. Dr. Marshall B. Rosenbergs[11] Menschenbild ist meiner persönlichen Erfahrung nach eine fundierte Grundlage für Selbstheilung

11 Seminar „Gewaltfreie Kommunikation", Friedensuniversität Burg Schlaining, Burgenland, Österreich, 5./6. Juni 2007.

und Therapie. Letztendlich braucht es beides: das Bewusstsein über das Menschenbild beim Betroffenen und dem, der von außen Zuwendung gibt.

Das kleine ABC einer Psychose

A wie Angst

Ein Mensch, der eine psychotische Episode durchlebt, ist durch eine Reihe von Sinneseindrücken, die die Wahrnehmung der Realität überlagern, gefordert. Typisch sind kreisende Gedanken, Stimmenhören und/oder bildhafte Eindrücke. (Diese Reihe an psychotischen Phänomenen werde ich im Folgenden kurz unter „Halluzinationen" zusammenfassen.) Im Hintergrund dieser massiven Eindrücke wird wie aus der Ferne die Realität wahrgenommen. Die Erinnerung an die Realität aus dem Leben vor der Psychose hilft, die die Realität überlagernden Inhalte zu filtern. Der Stresspegel und die eventuelle Identifikation mit den Halluzinationen (dem psychotischen Anteil der Wahrnehmung) sind die Indikatoren dafür, wie die Beziehung zur Realität, der Bezug zur Wirklichkeit besteht. Die Vielschichtigkeit der Wahrnehmung fordert den Betroffenen. In diesen Ebenen der Wahrnehmung werden vor dem Hintergrund der Realität persönliche Inhalte in den kreisenden Gedanken, dem Hören von Stimmen und den bildhaften Eindrücken verarbeitet. In diesen Halluzinationen werden Inhalte, die für den Betroffenen Relevanz haben, also Inhalte aus dem Unbewussten, aus unseren Erinnerungen und aus Eindrücken unserer immanenten Umwelt, kreiert. Dabei werden meist unverarbeitete Situationen, Traumata, ungelöste Fragen, innerliche und äußerliche Konflikte in der vielschichtigen Welt der Sinneseindrücke einer Psychose bearbeitet und verarbeitet. Da der Betroffene sich in der Welt einer psychotischen Episode befindet, ist sein Potenzial, seine Themen zu bewältigen, extrem gefordert. Er ist extrem belastet und steht unter Stress. Dieser Zustand kann mit enormen Angstzuständen einhergehen. Ein Mensch in einer Psychose kann einen enormen Angstpegel verspüren, unter anderem auch deswegen, weil ihn seine Wahrnehmungswelt, die Welt der Halluzinationen, von seiner Umwelt trennt. Er ist bis zu einem gewissen Grad alleingelassen und auf sich gestellt, da im Akutfall die Realität nur durch sein Innenleben durchschimmert. Dinge, die den Alltag strukturieren, wie regelmäßige Mahlzeiten, helfen ihm, Fuß zu fassen. Andere Menschen, Ärzte, Krankenschwestern, Helfer, aber auch Freunde und Familie werden den Betroffenen nur beschränkt erreichen. Zu viele Sinneswahrnehmungen des Menschen in einer Psychose, der in seiner Isolation leidet, wirken trennend. Da der Betroffene einerseits auf die Realität zu reagieren versucht und andererseits seine vielschichtige Wahrnehmung zu ordnen versucht, wirken seine Handlungen und Aussagen vielleicht nicht immer verständlich. Das ruft wiederum Verunsicherung und Angst in der Umwelt, den Menschen, die den Betroffenen umgeben, hervor. Die Angst der ihn umgebenden Personen ist wiederum für den Betroffenen spürbar und für ihn eine traurige Erfahrung. Menschen in einer Psychose sind durch die Psychose an sich, die verzerrte Wahrnehmung in Form von Halluzinationen, aber auch durch die Angst ihrer Umgebung vor ihnen isoliert. Ich persönlich habe Wochen in Angst, ausgelöst durch Halluzinationen, verbracht. Während dieser Erfahrung habe ich mich komplett in die Beobachterrolle meines Innenlebens zurückgezogen. Mein verstärktes Innenleben hat mich, von außen gesehen, schwer interpretierbar gemacht. Meine mich umgebende Außenwelt war stark verunsichert, und ihre Unsicherheit hat wiederum trennend gewirkt und meinen Stress erhöht. Eine Psychose bedeutet für mich daher Einsamkeit und das Erleben von Angst.

B wie Bewältigung

Hat eine psychotische Episode einmal begonnen, steigert sie sich in ihrem Verlauf. Aus meiner persönlichen Erfahrung gilt eine Unterscheidung: zwischen der Intensität der Psychose an sich und der Intensität der Inhalte, die durch die Wahrnehmung verarbeitet werden – der persönliche Fokus. Genauer gesagt, nimmt der Pegel an Halluzinationen über die Zeit hinweg zu – das ist das Stadium der Psychose – ein körperliches Leiden. Davon zu unterscheiden sind die

Inhalte, mit denen sich der Mensch in einer Psychose beschäftigt. Beide Aspekte beeinflussen den emotionalen Pegel eines Menschen in einer Psychose, sind aber unterschiedlich zu behandeln in der Art, wie man eine Linderung erreicht. Der Betroffene kann eine ausgewachsene Psychose haben und sich mit etwas relativ Angenehmen beschäftigen, zum Beispiel auf dem Fensterbrett einer geschlossenen Abteilung sitzen und den Sonnenuntergang betrachten. In einer Episode ist man für Schönheit und Harmonie empfänglich, da sie entspannend wirken. Andererseits ist es auch möglich, dass sich der Betroffene in den seichten Anfängen einer psychotischen Episode befindet und mit sehr schwierigen persönlichen Inhalten seines Lebens auseinandersetzt, zum Beispiel mit einer kürzlich erfahrenen Chemotherapie oder Beziehungstrennung. Diese beiden Aspekte eines Innenlebens, der Grad der Psychose oder das seelische Innenleben eines Betroffenen, sind zu unterscheiden und bitte nicht zu vermischen. Eine Psychose wird mit Antipsychotika behandelt, das seelische Innenleben kann Ansätze für eine Depression begründen. Von beiden Ebenen zu unterscheiden sind Angstzustände, der Stresspegel und Schlaflosigkeit, bei denen wiederum Beruhigungsmittel und eventuell Schlafmittel Erleichterung verschaffen. Der Grad einer Psychose ist unabhängig vom Fokus der gedanklichen Inhalte. Eines ist sicher: Eine Psychose schmälert im Akutfall die Kapazität des Betroffenen, sein Leben zu bewältigen. Er braucht eine Medikation, die dem Grad der Psychose gerecht wird, ein Antipsychotikum in der angemessenen Dosis. Meine Erfahrung zeigt mir, dass die Behandlung der Psychose mit einem Antipsychotikum an sich ausreicht, da die Kapazität, seelische Thematiken zu bewältigen, mit Abklingen der Psychose durch das Einsetzen der Wirkung der Antipsychotika rasch zunimmt. Das Warten auf das Einsetzen der Wirkung ist hart und macht stärker. Die Kernfrage ist: Wie viel Angst und Traurigkeit kann man einem Menschen zumuten? In einer psychotischen Episode ist ein Antipsychotikum unumgänglich, da sich eine Psychose in ihrem Verlauf steigert. Sie steigert sich so lange, bis etwas passiert. Angst hingegen steigert sich aus meiner Erfahrung nach sowohl innerhalb als auch außerhalb einer Episode, vergeht dann aber von alleine. Angst kann rational bewältigt werden, sogar während einer Episode. Schwieriger ist es, den Ansatz einer Depression durch positive Einflüsse, wie Aufmunterung, das Auflösen von Schuld und Scham und das Durchbrechen der Isolation, aufzufangen.

C wie Chemie(kalien), suum cuique ...

... oder die Suche nach der persönlichen Medikation – ein schwieriger, langwieriger und wichtiger Prozess. Hat man eine Medikation gefunden, auf die man sich verlassen kann und mit der man sich wohlfühlt, kehrt innerlich der lang ersehnte Frieden ein. Man kann es wieder aufnehmen mit der Welt in all ihren Facetten. Auf der Suche nach der Medikation muss der Betroffene Geduld beweisen. Es vergehen Wochen, Monate, Jahre, bis man als Mensch, der zu Psychosen neigt, die Erfahrung gesammelt hat zu wissen, was man braucht. Es ist Reflexionsarbeit nötig, um die Wirkung der Medikation persönlich zu beurteilen und – auch muss man sich dem Urteil der Professionalisten anvertrauen, die wiederum auf die Zusammenarbeit angewiesen sind. Dieser Prozess ist ein Geben und Nehmen unter widrigen Umständen, ist doch eine Seite nur äußerst schwer zu erreichen.
Je mehr verschiedene Medikamente zusammenwirken, umso komplexer der Entscheidungsprozess. Medikamente beeinflussen sich in ihrer Wirkung gegenseitig, und deshalb ist die persönliche Wirkung durch den Betroffenen umso schwieriger einzuordnen und abzuschätzen. Ist eine Psychose in ihren leichten Anfängen – das heißt, sie hat sich eingeschlichen in die Gedankenwelt oder ist einfach da –, ist sie noch nicht so anstrengend für den Betroffenen. In so einer Situation verschafft ein Antipsychotikum Erleichterung. Dauert die Psychose schon länger an und hat sie in ihrer Intensität

zugenommen, steigen Stress und Angstpegel mit ihr. Wahrscheinlich geht Schlaflosigkeit mit dem Ansteigen einer Psychose einher, der Schlaftabletten Abhilfe verschaffen. Schlaf und Essen beruhigen, man ist aber gleichzeitig noch klar genug, den Prozess der Genesung mitzuverfolgen. Die Zeit vergeht zwar langsam, bis die Wirkung der Antipsychotika voll zum Tragen kommt, man ist aber wach und kann die Wirkung bewusst reflektieren. Beruhigungstabletten vernebeln und senken den Energiepegel. Ein niedriger Energiepegel bereitet den Boden für eine depressive Stimmung. Der Betroffene hat Probleme genug, um sich niedergeschlagen zu fühlen, doch kann man eine Depression vermeiden. Empathie und eine Hilfestellung zur Lebensbewältigung anhand einer Therapie, aber vor allem Bewegung an der frischen Luft zu jeder Jahreszeit, helfen dabei. Kann man die Medikation letztendlich auf Antipsychotika einschränken, gestaltet sich das In-den-Griff-Bekommen der psychischen Verfassung einfacher. Die Veranlagung zu Psychosen ist ein körperliches Leiden, das in den meisten Fällen eine lebenslange Medikation verlangt. Eine der häufigsten Ursachen für Depressionen, die mit einer Psychose einhergehen, aber vor allem kurz nach dem Einsetzen der Wirkung der Antipsychotika Ansätze zeigen, sind Schuld und Scham. Wird einem Betroffenen die Lage nach seiner Episode bewusst, richtet sich seine emotionale Energie gegen sich selbst. Als Mensch mit einer Veranlagung zu Psychosen braucht man ein etwas dickeres Fell. Immer wieder erlebt man, wie sich Menschen von einem abwenden, weil man diese Veranlagung besitzt. Mein persönliches Rezept dagegen war und ist es, die Angst und die Trauer in der Isolation durchzutauchen und sich emphatisch auf sich selbst zu konzentrieren. Weiter lernt man, Hilfe an der richtigen Stelle zu suchen und die Welt, die einen nicht annimmt, zwar zu betrauern – ein paar Tränen können nie schaden, denn sie helfen bei Niedergeschlagenheit als Ventil –, aber gleichzeitig loszulassen. Menschen haben jeweils eine unterschiedliche persönliche Reife. Als von einer Psychose Betroffener muss man Verantwortung für sich selbst übernehmen, für sich selbst in seiner Begrenztheit durch die Halluzinationen, und dadurch wird der Reifeprozess beschleunigt. Man steht am Rande der Gesellschaft. Aber mithilfe der Medikation fasst man wieder Fuß und kann sich, weil eine große Hürde genommen wurde, bewusst dem Leben stellen und gereifter vielleicht weniger Wichtiges von Wichtigem unterscheiden.

D wie Dank

Wenn ich mir Gedanken mache, welchen Lebensumständen und welchen Menschen ich gegenüber dankbar bin, komme ich ins Schweifen. Letztendlich muss man im Leben jeden Schritt selbst gehen. Trotzdem kann das richtige Wort zur richtigen Zeit Berge versetzen. Am meisten beflügelt hat mich eine Aufforderung meines persönlichen Psychiaters: „Wenn es Ihnen als Betroffener gut geht, setzen Sie gleichzeitig einen Schritt für andere Betroffene in der Gesellschaft!“ Dieser Satz hat mir in zweierlei Hinsicht Frieden gegeben: Ich habe erkannt, wie sehr ich mich mit anderen Betroffenen verbunden fühle, und mein Wunsch ist erwacht, für diese etwas zu verändern. In der Psychiatrie hat sich enorm viel getan in den vergangenen Jahrzehnten, doch besteht meiner Erfahrung nach noch viel Unverständnis dem Phänomen der Psychose gegenüber. Psychosen können eine verheerende Wirkung auf das Leben eines Betroffenen haben, und ich möchte meine Innensicht teilen, um zu helfen.

E wie Einsicht

Wie lange dauert es zu bemerken, dass mit der eigenen Wahrnehmung etwas nicht stimmt? Wie lange dauert es, dies sich selbst einzugestehen? Und wie lange dauert es, das der Außenwelt zu gestehen? Nach mehreren Episoden erkennt man die Situation zeitgleich, man hat nur ansatzweise eine Halluzination und man weiß Bescheid. Eine höhere Medikation, vielleicht ein kurzer Klinikaufenthalt

– und man steigt wieder ein in die Normalität. Erfahrungswerte steigern die Sicherheit und erhöhen die Lebensqualität. Aber wie ist das am Anfang, bei der ersten Episode? Schwierig, schwierig, schwierig. Oft steckt ein „Anfänger" bis zum Hals in Schwierigkeiten, bis er durch einen Arzt erfährt, was los ist. Es hilft enorm, über das Phänomen Psychose etwas zu wissen. Je mehr man weiß, desto höher die Wahrscheinlichkeit einer frühen Selbsterkenntnis und somit eines ruhigeren Verlaufs. Aufklärungsarbeit an den Schulen und in der Gesellschaft wäre dabei hilfreich. Auch muss man den Einfluss gewissen Gedankenguts berücksichtigen. Hängt jemand einer Idee an, die Halluzinationen als wünschenswert ansieht, wird die Einsicht umso länger auf sich warten lassen.

F wie Freiwilligkeit

Erkennt man seine problematische Lage selbst, kann man sich freiwillig einweisen lassen. Das hilft ungemein. Aber sei es, wie es sei: Bei einer Einweisung durch Dritte, seine Umgebung oder durch Angehörige, wird man gleich herzlich in der Klinik empfangen. Das Problem ist, dass dem Betroffenen die nötigen Schritte drastisch vorkommen. So eine Einweisung schmerzt den Betroffenen tief in seiner Seele, weil er die Maßnahmen innerlich schwer akzeptieren kann. Doch sind sie vonnöten, um der Sicherheit seiner Person willen und manchmal auch um der Sicherheit seiner Umgebung willen. Das Verständnis des Betroffenen für die teils tiefen seelischen Wunden, die da entstehen, wächst mit der Zeit. Leider gehen bei so einem Vorfall auch Beziehungen in die Brüche, die man so dringend zur Unterstützung bräuchte. Auch das Entrissenwerden aus dem gewohnten Umfeld und das Übersiedeln in eine eher sterile Umgebung, deren Abläufe und Regeln man noch nicht versteht, sind eine enorme Herausforderung. Aus seiner ersten Episode geht man wahrscheinlich gebrochen hervor. Wenn das eigene

Unverständnis auf die medizinische Realität trifft, schmerzt das tief. Als erfahrener Betroffener von psychotischen Episoden sieht man all das mit mildem Auge. Trotzdem vergisst man nie den Unterschied zwischen Menschen, die einem helfen, die Würde zu bewahren, und solchen, die einem die Würde rauben. Es bestehen so viele Fehlurteile in der Gesellschaft, dass nur noch Aufklärungsarbeit weiterhelfen kann. Menschen, die man braucht und die das Herz am richtigen Fleck haben, gibt es genügend. Und diese kommen auch auf einen Betroffenen zu. Je mehr man über Psychosen weiß, umso einfacher ist es für den Betroffenen und seine Umwelt.

G wie „die Geschlossene"

Eine geschlossene Abteilung in einer Psychiatrie ist eine Wirklichkeit, die die Komplexität eines Alltags reduziert – sie bietet Schutz. Der Tagesablauf beschränkt sich auf Schlafen, Essen, Arztgespräche, Musik, TV und eventuell darauf, auf dem Balkon eine Zigarette rauchen. Man ist von Menschen umgeben, die wie – man selbst – sehr mit sich beschäftigt sind und von denen so mancher unter starker Medikation steht. Man pflegt den Abstand zueinander. Bei den Mahlzeiten hilft man sich gegenseitig und kommt fragmentär ins Gespräch. Eingeschlossensein ist nicht jedermanns Sache. Ich persönlich ziehe mich dorthin freiwillig im Akutfall zurück, weil ich mich ganz dem System überlassen kann, ohne einem Risiko ausgesetzt zu sein. Im Akutfall habe ich zum Beispiel Höhenangst, und da kommt mir für mein persönliches Sicherheitsempfinden der Zaun rund um den sonnigen Balkon entgegen. Ich fühle mich im Akutfall auch auf der Geschlossenen wohler, weil ich dort schwächere Fälle nicht irritiere und auf Ablehnung durch diese stoße. In der Geschlossenen haben auch andere ähnlich gelagerte Probleme, und man ist sozial akzeptiert. Man tauscht wenige Worte aus, doch es gibt ein Miteinander: Zigaretten werden geschnorrt, und bei den

Mahlzeiten werden Gerichte ausgetauscht, die man lieber hätte als das, was man bekommen hat. Für die Eintragung der Speise, die einem schmecken würde, ist man vielleicht durch die Medikation viel zu eingeschränkt, weil man sich in der Zeile verirrt. Ein näherer Austausch von Geschichten und Gedanken kann mitunter in Missverständnissen enden, da man in der eigenen Welt der Halluzinationen gefangen ist. Geduld ist wichtig. Man will vielleicht raus, ist aber unter Umständen dazu gar nicht in der Lage, mit dem fertig zu werden, was einen draußen erwartet. In einer geschlossenen Abteilung kann man sich total in sich zurückziehen, und es wird nicht viel von einem erwartet. Ist man freiwillig dort, kann man gehen, sobald man sich bereit dazu fühlt. Ist man unfreiwillig untergebracht, kann es länger dauern, und der Leidensdruck wird größer. Doch meist ist man durch die Medikation so reduziert, dass einen der Rahmen nicht einschränkt.
Ein wichtiges Detail ist bei einer unfreiwilligen Unterbringung der Besuch der Richterin. Dieser Besuch dient zur Feststellung, ob man zu Recht unter diesen Umständen verharrt. Diese Unterhaltungen im Beisein einer Schwester und eines Patientenanwalts sind wichtig. Es wird sichergestellt, dass alles rechtens ist und der Patient in seiner Situation wahrgenommen wird. Bei einer freiwilligen Unterbringung bleibt einem dieses Setting erspart. Meine ersten Erfahrungen in diesem Setting waren bizarr: Ich wurde während meiner ersten Episode gleich nach einer Chemotherapie von meiner Familie eingewiesen. Bei der Verhandlung erfuhr ich in einem hoch psychotischen Zustand einen Dialog, der für mich ein Rätsel war. Erst Jahre später freundete ich mich mit diesem bürokratischen Detail eines Aufenthaltes an, als ich freiwillig in der Unterbringung war und einen Richtertermin vorgesetzt bekam. Dadurch bemerkte ich, dass ich mich bei der Einweisung nicht klar genug ausgedrückt und dabei nicht dezidiert genug darauf hingewiesen hatte, dass ich freiwillig in die Geschlossene wollte. Die Richterin sah das sofort

ein und wahrte meine Rechte. Ich konnte daraufhin frei über die Dauer meines Aufenthaltes entscheiden.
Im Akutfall ist meine Aufmerksamkeit so in der Welt der Psychosen gefordert, dass mir ein ruhiger Rückzug guttut. Ich kann eine Aufnahme in eine Psychiatrie in den ersten Episoden nur wärmstens empfehlen. Hat man die Akutphase durchgetaucht und geht in eine offene Abteilung einer Psychiatrie, steht einem eine Reihe an Möglichkeiten zur Verfügung, um sich auf das Leben nach der Klinik vorzubereiten. Es braucht Zeit, bis man wieder in seiner Mitte ist und den Mut fasst, das Leben wieder in Angriff zu nehmen. Hat man mehr Erfahrung, kann man sich auch gut in seinem gewohnten Zuhause mit der richtigen Medikation, die jahrelange Erfahrung hervorbringt, auskurieren. Sie werden sich fragen: Wie kommt es zu so häufigen Rückfällen? Das Finden einer Medikation, die man akzeptiert und die einen gleichzeitig stabilisiert, ist ein Trial-and-Error-Prozess: Oft setzt der Betroffene die Medikamente auch eigenständig ab, weil er nicht zufrieden ist mit der aktuellen Lösung oder einfach ausprobieren will, ob er es auch ohne Medikation schafft. Die Gründe eines Abbruchs sind so vielseitig, wie Menschen individuell sind. Wir Menschen, die zu Psychosen tendieren, haben ein Recht, uns auf unsere Art und Herangehensweise mit unserem körperlichen Gebrechen auseinanderzusetzen und letztlich den Frieden zu finden, der uns zusteht. Wir haben dieses Recht – so wie jeder Mensch auf dieser Welt entscheiden kann, welcher Therapie er sich aussetzt oder was er verweigert. Das Brisante für einen Menschen in einer Psychose ist nur, dass er an etwas leidet, das sich verstärkt und wodurch er dem Risiko umzukommen ausgesetzt ist, in der Welt, in der er nicht mehr zurechtkommt oder dies alles seelisch nicht mehr verkraftet und sich deshalb ein Ende setzt.

H wie Hilfe, Halluzinationen und Hölle

Halluzinationen wie Stimmenhören und bildhafte Eindrücke, die nicht der Wirklichkeit entsprechen, können sehr anstrengend sein, da sie meist persönliche Themen abhandeln, die einem sehr nahegehen. Probleme, Konflikte, Illusionen, Erinnerungen aus dem Bewussten und Unbewussten: Alles kommt einem unter in der Welt einer psychotischen Episode. Die Kunst in der Psychose ist es, den Abstand zu den gedanklichen Inhalten aufzubauen. Gelingt einem das nicht, kommt einem die Erlebniswelt vor wie eine ewige Tortur der Hölle. Der Prozess kommt einer Selbstzerfleischung gleich und hinterlässt ein Schlachtfeld in der Seele. Von dem man sich, sobald die Medikation wirkt, nur schleppend, mit viel Selbstempathie und Zuwendung von außen, erholt. Ich habe einmal einen Film gesehen, in dem einem Kind etwas Furchtbares zugestoßen ist. In einer Episode war mir, als sei ich dieses Kind. Ich konnte der Wirklichkeit nur auf den Grund gehen, indem ich bei Personen, die mich kannten, nachfragte, ob ich das als Kind erlebt hätte. Nicht nur einmal musste ich im Lauf meiner Episoden nachforschen, ob etwas eine Halluzination war oder der Wirklichkeit entsprach. Anmerken möchte ich noch eine Dimension: Glaubt man in einer Psychose, sich etwas gebrochen zu haben, fühlt man zeitgleich in realitätsnahem Ausmaß auch den körperlichen Schmerz. Das nur am Rande. Meine mir nahestehenden Menschen haben sich an Fragen als Realitäts-Check gewöhnt und sind mit mir in der Episode vertraut. Als Betroffener ist man von der unterstützenden Haltung seines Umfeldes abhängig. Man braucht ein Netz von Vertrauenspersonen und Spezialisten. Vor allem nach einer Episode ist das Alleinsein schwer. Nach Wochen und Monaten geht man dann mit dem Alltag um wie jeder andere. Die Realität hat einen wieder, und man kann aus ganzem Herzen das Leben umarmen.

I wie Ich und Identifikation

Das Ich in uns, das Heim unserer Seele, ist für jeden von uns, auch für uns Betroffene, einzigartig. Auch während der Halluzinationen reflektiert man immer wieder die Wirkung dieser mit sich selbst. Das Ich ist wie ein Fels in der Brandung, das vom Wasser, der Wahrnehmungswelt, umspielt wird – vom sanften Wellenspiel bis zum Unwetter. In einer Psychose kann man sich als Betroffener komplett in die Rolle des Beobachters zurückziehen. Die Inhalte der Halluzinationen, der Wahrnehmungswelten, prallen dann von einem ab. Identifiziert man sich mit den Inhalten, ist das Ich ausgeliefert und wird praktisch bombardiert und gefordert. Die Erkenntnis einer Halluzination als Illusion ist der Befreiungsschlag schlechthin. Man kann die Halluzinationen nicht abstellen, doch man kann sie als solche erkennen. Die Erinnerung an die Realität, an die Welt vor einer Episode, ist das Seil, an dem sich ein Betroffener emporziehen kann. Da wir wissen, wie die Realität aussieht, können wir die realen Bestandteile der Wahrnehmung herausfiltern und uns während einer Episode die Realität bausteinhaft zusammensetzen. Dies ist vor allem während Arztgesprächen wichtig oder um sich im einen Klinikgebäude zu orientieren. Nicht selten verirrt man sich während einer Episode. Die Realität schimmert durch das Dickicht der Halluzinationen hindurch. Ein Beispiel: Durch die Stimmen, die ich höre, glaube ich, mit einem Menschen in Konflikt zu sein, vielleicht vernahm ich sogar dessen Stimme selbst. Realitäts-Check: Ich rufe diese Person an und er/sie redet in der Realität ganz höflich und normal mit mir. Identifiziere ich mich mit meiner Halluzination, wende ich mich von diesem Menschen ab. Nehme ich Abstand und die Beobachterrolle ein, erkenne ich den Unterschied zwischen Realität und Halluzination, bleibe in Kontakt und kann auf den Menschen zugehen. Erkenne ich den Unterschied aufgrund meiner Identifikation mit der Halluzination nicht, reagiere ich meiner Angst entsprechend vielleicht abweisend, und mein Gegenüber kann meine Reaktion nicht einordnen. So kommen Urteile zustande wie: „Der ist nicht er selbst.“

J wie Ja zur Realität

Die Welt der Halluzinationen ist vielfältig. Sie kann auch verführen, das heißt, so manch einer findet Gefallen an ihr. Setzt die Einsicht dann doch ein, und man entscheidet sich zur Medikation, ist meiner persönlichen Meinung nach ein entscheidender Schritt notwendig: „Der Abschied von der Welt der Halluzinationen – als ein Bewusstwerdungsprozess.“ Dieser kann mitunter wie „ein kleiner Tod“ sein und mit einem Gefühl der Trauer einhergehen. Die Realität kann einem durchaus banal vorkommen im Vergleich zu den Wahrnehmungswelten einer Psychose. In einer Psychose kann man anfangen zu glauben, dass es viel mehr an Phänomenen gibt, als die Menschen im Allgemeinen wahrnehmen. Warum muss man diesen Schritt, diesen Abschied, bewusst vollziehen? Setzt die Wirkung der Medikation ein, kann das Gehirn die Welt der Psychosen zum Teil aus dem Erinnerungsschatz heraus reproduzieren. Entweder zeigen sich solche Reproduktionen und führen als Erinnerungen zu Schamgefühlen, Stress und Trauer über den eigenen Wahnsinn der jüngsten Vergangenheit. Diese Reflexionsphase ist ein häufiger Ausgangspunkt einer Depression, der man aber mit Selbstempathie und Therapie wirkungsvoll entgegenwirken kann. So können diese Reproduktionen der Halluzinationen in das Reich der Erinnerungen eingehen und sowohl eingeordnet als auch verarbeitet werden. Manchmal reicht es aus, das nur beispielhaft und stellvertretend für die Masse an Halluzinationen der Vergangenheit zu tun. Man wird mit der Tatsache fertig, eine psychotische Episode gehabt zu haben. Ein gegenteiliges Szenario ist, wenn ein Mensch trotz Wirkung der Antipsychotika mit den Inhalten der vergangenen Episode liebäugelt und die Erinnerungen benutzt, um die Inhalte zu reproduzieren – immer und immer wieder. Dieser Mensch fühlt sich in den Wahrnehmungswelten der Psychose wohler, und diese sind der Realität verloren gegangen. Das schränkt den Genesungsprozess wesentlich ein, und die Chance, die Medikation selbstständig abzusetzen, steigt zusätzlich. Es fällt schwer, sich einzugestehen, einem Irrtum zu unterliegen. Es kann auch der Schmerz, der mit so einer Einsicht einhergeht, so schmerzhaft und schamvoll sein, dass eine Einsicht mit allen Mitteln der Rationalität abgewendet wird. Hat man sich mit den Halluzinationen während der Episode identifiziert, wurden sie Teil seines Wirklichkeitserlebens. Eine Einsicht dieses Irrtums verlangt einen gesunden Trauerprozess, sonst richtet sich die Gefühlswelt gegen sich selbst und fördert Depressionen, ausgelöst durch Schuldgefühle und Schamgefühle. Kehrt man aus der Welt der Psychosen zurück in die Welt, in die man hineingeboren wurde, die der Realität, ist es wichtig, sich vor Augen zu führen, wofür es sich lohnt, diesen Schritt zu tun: Für mich persönlich steht die Welt, in die ich hineingeboren wurde, für Liebe, Vertrauen und Schönheit, bei allen real existierenden Problemen dieser Welt. Die Welt der Psychose steht für mich für Stress, Desorientierung und vor allem Angst und Schrecken. Das Überwinden einer Episode ist für mich wie eine Neugeburt ins Licht, in die Leichtigkeit. Die Wertschätzung dieser Erfahrung motiviert und hilft bei der Bewältigung der Probleme, wie Ablehnung, Minderwertschätzung und Ausgrenzung, die man durchaus als Mensch mit einer Veranlagung zu Psychosen in unserer Gesellschaft erfährt. Trotzdem glaube ich an die Schönheit im Leben und entdecke diese gerne wieder aufs Neue. Und jede entgegengestreckte Hand in einer verheerenden Situation ist wichtig.

K wie Krise, Klinik, Konzentration

Auf der Grundlage einer Veranlagung zu Psychosen ist eine Krise wahrscheinlich ein häufiger Auslöser für die akute psychotische Episode. Eine Psychose ist ein körperliches Leiden, wird vom

Betroffenen aber als Krise erlebt. Die Zeit nach der Episode ist auch nicht einfach und geht oft mit dem Empfinden einer Krise einher. Alles in allem geht der Betroffene durch schwere Zeiten. Eine Klinik bietet einen Rahmen, um sich zu stabilisieren und zu fangen. Der Schritt in eine psychiatrische Klinik ist kein leichter. Die Überwindung, sich einzugestehen, man wird alleine mit sich nicht fertig, und das Umfeld ist mit einem überfordert, heißt, professionelle Hilfe in einem professionellen Rahmen in Anspruch zu nehmen. Aus der Klinik entlassen zu werden, zurück ins private Umfeld, braucht wiederum ungemeinen Mut. Denn man stellt sich der Welt, mit der man mit seiner Veranlagung nicht fertig wurde. Was ist mit der Zeit in der Klinik? Diese Zeit bietet einen Rahmen, sich auf sich selbst zu konzentrieren. Ich habe eine psychotische Episode zu Hause im gewohnten Umfeld auskuriert. Ich war damals mit Psychosen schon sehr erfahren, und trotzdem war es ein besonders schweres Unterfangen in meinem Leben. Alle positiven Ablenkungen, die in einer Klinik bereitgestellt werden, fehlen. Man ist alleine und spürt so richtig, wie krank man ist. Es hat mich stärker gemacht, es auch einmal alleine geschafft zu haben. Eine Erfahrung, die ich nur als sehr bewussten Schritt empfehlen möchte.

L wie Liebe und Lüge

Das Wort Liebe sehe ich in diesem Zusammenhang gerne als Nächstenliebe. Die Entscheidung, Psychiater oder Krankenschwester, Arzthelfer, Therapeut oder Angestellter in einer psychiatrischen Klinik zu werden, ist ein großer Schritt. Für mich als Mensch mit Psychosen ist unmittelbar spürbar, ob dieser Schritt aus Nächstenliebe, aus Zuwendung zu Menschen, die durch ihre Krankheit an den Rand der Gesellschaft gedrängt werden, gemacht wurde. Leider besteht oft trotz dieser Zuwendung im Bewusstsein dieser Problematik ein gewisses Misstrauen seitens der Professionalisten gegenüber den Betroffenen. Ich habe für dieses Misstrauen ein gewisses

Verständnis, denn man wird nie die volle Wahrheit über das Innenleben eines Menschen in einer psychotischen Episode erfahren. Und die Kooperation gestaltet sich aus vielen schon erwähnten Gründen als eine Herausforderung. Das Innenleben eines Menschen in einer Psychose ist teilweise gar nicht darstellbar. Man ringt um Worte und Begriffe und hat man diese endlich in der kurzen Zeit einer Visite gefunden, geniert man sich und hat vielleicht Angst, die Unterstützung zu verlieren, und darum entscheidet man sich für eine plausiblere Version. Ein Mensch in einer psychotischen Episode hat Angst, sich offen mitzuteilen. Er möchte möglichst normal wirken, um die Unterstützung seiner Umgebung nicht zu verlieren und die persönliche Akzeptanz nicht zu gefährden. Ich bitte, es einem Betroffenen nicht übel zu nehmen, wenn er sich in einen Wirbel redet und vielleicht der Geheimniskrämerei oder gar der blanken Lüge überführt wird. Schließlich versucht er, die Balance zu halten zwischen Wahnsinn und Wirklichkeit. Der Wirklichkeit, in der sich die Menschen als Außenstehende so sicher fühlen, während der Betroffene das dünne Eis, auf dem er steht, bereits durchbrochen hat.

M wie Mut, Motivation und Macht

In einer Episode verliert man leicht den Mut. Bis die volle Wirkung der Medikation einsetzt, vergehen Tage und Wochen. Man fühlt sich wie gefangen in der Welt der Halluzinationen. Da kann einem Betroffenen schon einmal der Lebenswille verloren gehen. Darum ist es gut, wenn man vor allem in der Akutphase in einer Umgebung ist, in der einem Spezialisten fachmännisch zur Seite stehen und in der ein Rahmen gegeben ist, der sicher ist und Möglichkeiten zur Ablenkung bietet. Hat man die Möglichkeit, mit Therapeuten die Lage und Zukunft zu besprechen, kann man sich für die bevorstehende Zeit kleine Etappenziele setzen. Da man bei vielen Entscheidungen auf den Rat und das Urteil der Experten angewiesen ist, empfindet der Betroffene leicht einen Verlust der Macht über seine

Lebensentscheidungen. Es bedarf der Kooperation zwischen den Ärzten und einem selbst. Eine bevorstehende Entlassung aus der Klinik kann motivieren, muss aber auch bewältigt werden.

N wie Nein

Trotz aller Abhängigkeit des Betroffenen von seiner Umgebung durch Entscheidungen, die mit ihm unter schwierigsten Umständen getroffen werden, ist es wichtig, die Befindlichkeit und Meinung des Menschen in einer psychotischen Episode ernst zu nehmen und mit einzubeziehen. Wenn ein Betroffener eine Maßnahme ablehnt, aus Angst oder aus welchem Grund auch immer, ist sein klares Nein ernst zu nehmen, und man muss sich dem Prozess stellen, nach einem gemeinsamen Verständnis zu suchen. Lehnt der Betroffene eine Medikation ab, braucht er für den Schritt vielleicht Zeit, um innerlich Bereitschaft aufzubauen, oder er möchte, dass seine Erfahrungswerte mit dem jeweiligen Medikament in die Entscheidung mit einbezogen werden.

Die richtige Medikation zu finden, ist oft ein langwieriger Suchprozess für beide Seiten, den Betroffenen und den Arzt. Beide Seiten sind gefordert. Ich persönlich habe Schlaftabletten und Beruhigungsmittel so weit als möglich vermieden. Instinktiv habe ich mich auf die Wirkung der Antipsychotika konzentriert, da ich wusste, dass in der Wahrnehmungsstörung das eigentliche Problem einer Episode liegt und mit Traurigkeit, Angst und Schlaflosigkeit bis zu einem gewissen Grad selbst umgegangen werden kann. Ich war so gesehen ein ungewöhnlich dickköpfiger und eckiger Patient. Aber auch an mich hat man sich gewöhnt. Und der immer offenere Zeitgeist in der Lehre der Psychiatrie hat mir Rückenwind gegeben. Ich bin glücklich, ein Kind meiner Zeit zu sein, früher war man um einiges autoritärer, soweit ich weiß.

Die Wirkung der Antipsychotika ist am klarsten, wenn man sie nicht mit anderen Medikamenten kombiniert. Die teils depressiven

Ansätze, die auch mich zeitweise befielen, habe ich mit viel Bewegung an der frischen Luft, einer bewussten Ernährung und therapeutischer Unterstützung, die mein Selbstbewusstsein stärkten und Schuld und Scham abbauten, bewältigt. Leider ist die Psychose als Krankheit heutzutage in der Gesellschaft immer noch ein Makel. Daher versteckt sich so mancher Patient hinter der Diagnose Depression und konzentriert sich auf seinen Schmerz anstatt auf seine Ansätze zu Halluzinationen, wie sie vielleicht bestehen. Der kürzere Weg zur Heilung wäre die Ehrlichkeit zu sich selbst. Welchen Titel man dem Ganzen gibt, ist Nebensache.

Indem ich lernte, meine Angstzustände zu durchleben und diese zu akzeptieren, brauchte ich keine Beruhigungstabletten. Ängste zu durchleben, hat mich stärker gemacht. Schlaftabletten akzeptierte ich nur im absoluten Akutfall nach mehreren schlaflosen Nächten. Nimmt man ein Antipsychotikum abends, setzen eine beruhigende Wirkung und eine angenehme Müdigkeit ein. Untertags kann eine Einnahme von Antipsychotika einen energetisch so einbremsen, dass es zu depressiven Stimmungen kommt. Diese Niedergeschlagenheit wird dann als depressive Stimmung interpretiert und mitunter als solche therapiert. Meine persönliche Vorliebe ist eine schlanke, direkte Medikation, die den Kern der Tatsachen trifft.

O wie Opferrolle

In einer Krise kommt früher oder später die Frage der Schuld auf. Der Betroffene erkennt seine missliche Lage im vollen Ausmaß und fragt sich, wie es so weit gekommen ist. Schuldzuweisungen gegen sich selbst und gegen Menschen im Umfeld werden dann vielleicht ausgesprochen. Diese Schuldzuweisungen bringen meiner persönlichen Meinung und Erfahrung nach einen Menschen in dieser Situation nicht weiter. Jeder Mensch ist Täter und Opfer zugleich, das Leben besteht aus vielfältigen komplexen Strukturen, wobei die einen leidvoller erlebt werden als andere. Auch Menschen mit einer

Veranlagung zu Psychosen müssen ihr Leben selbst in die Hand nehmen und das, was in ihren Händen liegt, zu ihrer eigenen Freude zum Gelingen bringen. Was nicht gelingt und vielleicht nicht abänderbar ist, kann in einem natürlichen Trauerprozess verarbeitet und losgelassen werden. Das braucht natürlich Zeit.

P wie Projektionen

Sehen wir uns eine Situation an, nehmen wir die Informationen dazu lückenhaft auf und füllen diese Lücken mit Erfahrungswerten auf. Dabei besteht die Gefahr, diese Lücken mit Wünschen und Ängsten aufzufüllen, die unserer Befindlichkeit entsprechen. Für einen Menschen in einer psychotischen Episode trifft das auch zu. Darum ist es für diesen wichtig zu reflektieren, was seinen Angstwelten und was der Wirklichkeit entspringt. Ein Beispiel: Manchmal wirkt eine Klinik für Menschen in einer Episode einschüchternd und beängstigend. Nach einer Genesung erkennt er dieselben Räumlichkeiten als freundlich und warm und erkennt seinen Irrtum. Alle Menschen projizieren. Doch ist dies für einen Betroffenen bei der Auseinandersetzung mit der Realität besonders hinderlich.

Q wie Quelle

Hat man Erfahrung gesammelt in der Auseinandersetzung mit psychotischen Inhalten und diese Welten überwunden, wundert man sich, wie sehr diese Inhalte in unserer Kultur verankert sind und nicht als solche identifiziert werden. In der Welt der Kunst und der Welt zur Hinwendung zum Übersinnlichen finde ich persönlich viele Parallelen zu den Phänomenen einer Psychose.

R wie Reflexion

Die Reflexionsarbeit eines Menschen in einer psychotischen Episode ist der Schlüssel zur Beobachterrolle seinen Halluzinationen gegenüber. Der Betroffene befindet sich in der Welt der Stimmen und ungewöhnlichen optischen Eindrücke. Seine Erinnerungen an die Zeit vor der Krankheit ermöglichen es, in Reflexionsarbeit herauszufiltern, was der Realität entspricht und was nicht. Die Zeit vor der Psychose, die Normalität, ist der Anker, an dem er sich hinaufhantelt aus den Untiefen der Halluzinationen, zurück an die Wasseroberfläche, in die Realität.

S wie Stimmen oder Schlaflosigkeit

Der Grad einer Psychose geht durchaus einher mit der Intensität der Halluzinationen, die sich über Tage und Wochen hinweg aufschaukeln. In einem leichten Stadium einer Psychose kann man sich noch sehr gut auf Gespräche mit Ärzten konzentrieren. Je länger die Episode andauert, umso schwieriger wird dies. Je länger eine Psychose andauert, umso anstrengender ist es für den Betroffenen. Daher ist aus meiner Erfahrung eine Medikation unumgänglich.

T wie Tod

Je länger eine psychotische Episode andauert, umso intensiver werden die Halluzinationen. Mit dem ansteigenden Grad einer Episode steigt das Risiko, dass dem Betroffenen etwas zustößt, weil er die Realität nicht mehr in den Griff bekommt. Zusätzlich wächst das Risiko, dass der Betroffene den Zustand nicht mehr aushält und sich etwas antut. Letztlich braucht ein Betroffener Hilfe. Alleine und ohne Medikation ist eine Psychose durchaus tödlich.

U wie Umfeld, Unterstützung und Umwelt

Ein Mensch in einer psychotischen Episode braucht ein soziales Netz, auf das er sich verlassen kann. Isolation hemmt die Genesung, weil sie realitätsreduzierend wirkt. Das Umfeld, das für den Betroffenen unterstützend wirkt, muss er sich in Genesungsphasen aufbauen. Das heißt, er muss sich gezielt Menschen aus seiner Umwelt suchen, die genügend Reife und Aufgeklärtheit besitzen, um den Betroffenen zu respektieren und ihn mit all seinen Stärken und Schwächen anzunehmen. Manche Menschen aus seinem Umfeld sind aufgerufen, mit der Herausforderung mitzuwachsen. Das gilt vor allem für den Kreis der Familie, will man nicht den Kontakt abbrechen.

V wie Verständnis und Verantwortung

Das Umfeld ist im Verständnis gegenüber einem Menschen in einer psychotischen Episode gefordert. Das Umfeld kann enorm viel tun, damit sich der Betroffene langsam wieder aufbaut. Die letztendliche Verantwortung über sich selbst kann der Betroffene aber nicht negieren. Ein Betroffener muss sich den Gesetzen der Schwerkraft unterwerfen, Verkehrsregeln beachten und teilhaben am menschlichen Miteinander. Ein Betroffener muss abschätzen können, wie weit er gehen kann, trotz der Ausnahmesituation einer Episode. Er muss für sich Verantwortung übernehmen.

W wie Welten und Witz

So mancher Inhalt einer psychotischen Episode ist wie eine Szene aus einem Kinofilm, einem Roman oder aber auch wie ein Bestandteil transzendenter Theorien. Auch Szenen aus der Historie der Menschheit und dem Science-Fiction-Bereich sind einem von psychotischen Erfahrungen Betroffenen nicht fremd. Stammen sie aus der Erinnerung oder werden sie durch das Gehirn neu entworfen? Der Verstand versucht, diesen Welten Sinn zu stiften. Ist man wieder gesundet, fällt einem eine gewisse Verherrlichung psychotischer Inhalte in der sich dessen nicht bewussten Gesellschaft auf. Eine Erfahrung, die zum Beispiel in den Alltag einer Psychose gehört, ist das Sich-auserwählt-Fühlen und die Ahnung, Aufmerksamkeit von einem höheren Bewusstsein zu bekommen. Man hat das Gefühl, eine höhere Bewusstseinsform widmet einem seine Aufmerksamkeit und spreche mit einem. Diese Erfahrung ist durchaus erhebend, und der Dialog kann sich interessant gestalten. Diese Erfahrung, kombiniert mit dem bildhaften Durchlaufen seines Lebens, kann sich sowohl sehr harmonisch als auch total stressig gestalten. Die in Anspruch genommene Kapazität des Gehirns, diese Illusion in ihrer oft großen Intensität zu kreieren, muss groß sein. Verwandt mit dieser Erfahrung ist das Sich-beobachtet-Fühlen. Artet diese Erfahrung in Stress aus, fühlt man sich verfolgt. Diese Erfahrungen können von wenigen Gedanken begleitet sein. Sie sind eine gefühlsmäßige Erfahrung. Trotzdem ist der häufigste Einstieg in die Psychose die Wahrnehmung einer Stimme. Bildhafte Eindrücke wie das Sehen einer Gestalt in einem Menschen als geisthaftem Begleiter, als grauen oder auch lichtvollen Schatten, sind eher selten. Manchmal sitze ich in einer Psychose vor jemandem, und seine Körpersprache spricht zu mir und überlagert das Gesprochene. In der Welt der Psychosen verliert der Gedanke an sich die Distanz, und dadurch bekommt jede Idee Relevanz.

X wie Xenophobie

Xenophobie ist die Angst vor Fremden. Vielen Menschen kommen Menschen mit Psychosen befremdlich vor. Wir sind stigmatisiert. Deswegen bekommt man als Betroffener auch einen fragwürdigen Ruf. Uns ergeht es wie Menschen aus einer fernen, fremden Kultur: Wir werden ausgegrenzt. Menschen, die nicht betroffen sind, fühlen sich in ihrer Normalität so sicher. Wer sagt ihnen, dass nicht auch sie eines Tages solche leidvollen Erfahrungen machen?

Y wie „Yes, we can“

Alles, was einen nicht umhaut, macht einen stärker. Alles, was einen umhaut, macht einen noch stärker.

Z wie Zeit und Ziel

Ich bin mir sicher, dass es Psychosen geben wird, solange die Menschheit existiert. Mein persönliches Ziel ist es, dieses Phänomen durch Aufklärungsarbeit mehr ins Bewusstsein der Gesellschaft zu rücken und uns Betroffene von der Angst und dem Misstrauen unserer Umgebung uns gegenüber zu befreien.

24 Stunden

Ich liege im Bett meines Zuhauses. Schlaflos. Im Innersten läuft ein Film ab – mein Leben. Sekundenschnell rattern die Bilder meines Lebens durch meinen Kopf, als ob „jemand“ mein Gehirn durchforsten würde nach Dingen, die ich falsch gemacht habe; Dinge, die ich bereue – das „Jüngste Gericht“. Meine Gedanken zerfleischen meine Seele. Ich kann nichts mehr ändern. Es ist gelebte Realität. Ich bin gestresst, dieses „Bewusstsein“, es verfolgt mich. Mittlerweile liege ich auf dem Boden. Spüre jede Vibration, jedes Knacksen im Gebälk. Es ist eine schwüle Sommernacht. Das Bewusstsein spricht zu mir. Manchmal schreit diese Stimme mit mir, dann geht sie wieder auf Details meines Lebens ein – wie in einem Verhör. Ein Moment der Stille, ich spüre etwas Raues – wie einen Fingernagel – meinen Fuß entlanggleiten. Dunkelheit, es ist niemand sonst außer mir im Raum. Was war das? Panik! Ich bleibe still liegen und rühre mich nicht. Irgendwann schlafe ich dann vor Erschöpfung ein. Im Aufwachen höre ich wieder eine imaginäre Stimme, die meines Cousins: „Du bist hier nicht sicher, du musst jetzt gehen!“ Wohin soll ich gehen? Es ist Nacht. Barfuß laufe ich aus dem Haus, mein Ziel die Psychiatrie – mein Zufluchtsort. Während ich laufe, ist es still in meinem Kopf. Eine Sommernacht. Der Asphalt ist noch warm, die Luft schon kühl. Die Lichter einer Stadt, nachts. Die Strecke zur Psychiatrie kenne ich. Mir begegnen nur wenige Leute. Ich muss verzweifelt wirken. Ich läute beim Portier und frage nach der psychiatrischen Ambulanz. Während ich durch die Halle gehe, kommen mir die Tränen. Wo hätte ich sonst hinsollen? Die Aufnahme verläuft unkompliziert: Ich sage, wer ich bin und dass ich auf die Geschlossene will. Sonst beantworte ich keine Fragen. Ein Bett auf dem Gang. Kaum habe ich mich im Bett ein wenig entspannt – ich liege da mit schmutzigen Füßen und in meinem leichten Sommergewand –, fängt es wieder an: Ich schaue zur Decke hinauf, ein kühler Luftzug kommt aus einem Spalt in ihr, und eine Clowngestalt schlüpft hindurch. Ich habe Angst vor dieser Maske. Mir kommen Gedanken in meinen Kopf über Menschen, die schon hier in dieser Anstalt lagen und bereits gestorben sind. Wie meine Tante, die sich schließlich erhängte. Oder dieses Mädchen, eine Kollegin, die in die Donau ging – und kurz darauf ihre Mutter. Oder der, der sprang. Ich schaue auf die Uhr, 4 Uhr nachts, bald habe ich es geschafft, und es ist wieder Tag. Plötzlich kommt auf mich aus der Wand eine transparente, geleeartige Masse auf mich zu. Ich schreie aus vollem Leib. Die Masse zieht sich zurück. Keiner hat mich gehört. Habe ich wirklich geschrien? Ich schlafe nicht ein. Ich führe Dialoge mit Stimmen. Die Schwester kommt mit dem Blutdruckmesser. Es ist Tag! Ich habe es geschafft. Die Nacht ist überstanden. Ich gehe auf den Balkon und setze mich in die Sonne. Meine Füße stütze ich am Gitter ab, wie immer an meinem angestammten Platz. Als ich zum Frühstück gehe, sehe ich eine Mutter mit ihrer sehr mageren Tochter. Plötzlich – ich schaue die Mutter an – kommt aus ihrem Kopf ein Totenkopf eines Vogels und pickt auf ihre Tochter ein. Ich gehe durch beide hindurch zu den Tabletts und nehme mir eines. Marmeladensemmel mit Kaffee – ein Stück Realität. Dieses Mal stimme ich bei der Visite zu, Tabletten einzunehmen. Die Tabletten in den Mund. Ich habe Angst, im Schlaf zu sterben und nie wieder aufzuwachen. Ich lasse los und schlafe ein.

Warum habe ich diese 24 Stunden geschildert?

Es ist für mich erwähnenswert, dass Psychosen aus verschiedensten Sinneseindrücken bestehen – sogenannten Halluzinationen:

Halluzinationen im Empfinden: Tastsinn, Geruchssinn, zum Beispiel der Eindruck, gekratzt zu werden.

Halluzinationen im optischen Bereich: Ich sehe Dinge, die nicht wirklich sind, wie diese wabbelige, transparente Masse, die aus der Wand auf mich zukommt.

Ich höre Stimmen: Ich fühle die Anwesenheit eines anderen Bewusstseins, fühle mich beobachtet und verfolgt, und dieses Bewusstsein spricht auch zu mir in Form verschiedenster Stimmen – mir bekannter und unbekannter Stimmen.

Zehn Minuten „Realität“

Gespielt wird in der Geschlossenen, während einer Arztvisite; Protagonisten: das unverwechselbare „Ich“; der Psychiater; die Stimme im inneren Dialog, genannt: „Einfach da“.

Wichtig ist zu erkennen, dass diese Dialoge parallel ablaufen und nicht aufeinander Bezug nehmen. Der innere Dialog zwischen „Einfach da“ und „Ich“ findet im Stillen statt. Gesprochen wird nur zwischen Psychiater und „Ich“. Der Patient wirkt abwesend, weil er durch den inneren Dialog abgelenkt ist und leicht den Faden verliert. Er ist in seiner Parallelwelt gefangen und erst mit dem Wirken der Tabletten kehrt er voll in die Realität zurück.

„Einfach da“ zu „Ich“ (innerer Dialog): „Das mit der Welt ist so eine Sache. Die Menschheit ist bis an die Zähne bewaffnet. Wir können die Welt hundertfach zerstören.“

„Ich“ zu „Einfach da“ (innerer Dialog): „Stimmt. Gestern habe ich im TV einen schwarzen, verkohlten Planeten gesehen [eine Illusion]. Ich dachte mir: Das sind wir. Das ist unsere Zukunft.“

Psychiater zu Patient: „Guten Morgen! Wie geht es uns heute?“

„Ich“ zu Psychiater: „Ich habe gestern eingecheckt. Mir geht es wieder schlecht.“

„Einfach da“ zu „Ich“ (innerer Dialog): „Vielleicht kannst du ja die Welt retten?“

„Ich“ zu „Einfach da“ (innerer Dialog): „Ich glaube, wir werden alle sterben. Das mit der Menschheit geht schief.“

Psychiater: „Haben Sie die Tabletten abgesetzt?“

„Ich“ zu Psychiater: „Ja.“

„Ich“ zu „Einfach da“ (innerer Dialog): „Ich möchte nicht verbrennen. Ich möchte lieber ertrinken.“

„Einfach da“ zu „Ich“ (innerer Dialog): „Verstehe.“

„Ich“ zu „Einfach da“ (innerer Dialog): „Ich habe Angst vor streunenden Hunden.“

Psychiater: „Wie haben Sie geschlafen?"

„Ich" zu Psychiater: „Gar nicht. Ich habe Angst einzuschlafen."

Psychiater: „Sind Sie bereit, etwas einzunehmen?"

„Ich" zu Psychiater: „Ich möchte warten, bis es von alleine vergeht."

„Einfach da" zu „Ich" (innerer Dialog): „Hat dich schon einmal ein Hund gebissen?"

„Ich" zu „Einfach da" (innerer Dialog): „Nein."

Psychiater: „Ich wäre stark dafür, dass Sie wieder etwas einnehmen."

„Ich" zu Psychiater: „Schauen wir mal."

„Ich" zu „Einfach da" (innerer Dialog): „Ich habe immer wieder diese Bilder von Menschen vor mir, die in Massen flüchten und zu Fuß auf der Autobahn in Richtung Norden gehen."

„Einfach da" zu „Ich" (innerer Dialog): „Ah, Peak Oil?!"

Psychiater zu Krankenschwester: „Schwester, morgens und abends 5 Milligramm ... abends ... – und gleich was zur Beruhigung ..."

„Ich" zu „Einfach da" (innerer Dialog): „O je."

„Einfach da" zu „Ich" (innerer Dialog): „Bist du gläubig?"

„Ich" zu „Einfach da" (innerer Dialog): „Ich gehe eine rauchen. Ich glaube nicht an Wiedergeburt. Ich glaube an ein Leben, und das war es dann."

Psychiater: „Gut."

„Einfach da" zu „Ich" (innerer Dialog): „Warum ertrinken?"

– Ende –

Fügung

Was mache ich eigentlich mit meinen Tabletten? Nehme ich sie ein? Seit Tagen liege ich auf der Geschlossenen. Ich schlafe viel. Im wachen Zustand quälen mich die Stimmen. Also hat die Wirkung der Antipsychotika noch nicht eingesetzt – die der Schlafmittel und der Beruhigungsmittel schon. Ich bin müde. Wie lange bin ich schon hier? Mit meiner Energie bin ich am Ende – mit meiner Kraft auch. Ich sehe mich im Spiegel im Bad. Ich bin verzweifelt über mein Äußeres. Vor Kurzem war ich noch blond. Dann die Entscheidung, zu meiner eigenen Haarfarbe zurückzukehren. Jetzt sind meine Haare rotbraun – viel zu dunkel. Ich kann mich gar nicht ansehen. Ich bin verzweifelt. Wie ferngesteuert nehme ich meinen Ladyshave und setze ihn an meinem Scheitel an. Ich rasiere mir ein Stück Haare ab. Die Haare vor mir im Waschbecken. Ich lasse den Rasierer fallen. Tränen. Was mache ich nun mit diesem Eck Glatze am Haaransatz? Entsetzen. Was habe ich getan? Gott sei Dank habe ich früh genug damit aufgehört. Schnell schneide ich mir ein paar Stirnfransen, die die kahle Stelle verbergen. Jetzt bemerke ich es erst: Die Stimmen sind weg. Erleichterung. Manchmal, wenn ich in einer Akutphase mit der Medikation anfange, glaube ich schon gar nicht mehr an die Wirkung. Die Wirkung der Antipsychotika, sie hat wieder eingesetzt. Im Spiegel sehe ich ein Lächeln in meinem Gesicht. Ich wasche die Haare im Waschbecken weg. Eine Dusche wäre jetzt gut. Ich fühle mich wackelig auf den Beinen. Trotzdem eine Dusche. Ich klappe den Sitz in der Dusche herunter und setze mich, während das Wasser meinen Körper heruntergleitet. Ich habe überlebt. Unbeschadet – fast –, jetzt habe ich Stirnfransen. Ich spüre das Wasser. Es ist lauwarm, in der Klinik ist es immer nur lauwarm. Ich erwärme mich nicht und trockne mich deshalb schnell ab und schlüpfe zurück ins Krankenhausnachthemd. Ich gehe vor die Zimmertür. Eine Patientin läuft an mir vorbei und redet mit sich selbst in einer slawischen Sprache. Ich verstehe immer nur das Wort „Papa“. Sie ist sehr jung. Irgendwann kommt sicher die nächste Mahlzeit. Die Frage ist nur: Welche? Frühstück, Mittag- oder Abendessen? Ich erinnere mich an die Tage, bevor ich eingecheckt habe. Die Stimmen waren in Ansätzen circa schon drei Tage da. An jenem Tag hatte mein Bruder Gäste eingeladen – ein Sommerfest zu seinem Geburtstag. Die Halluzinationen waren nur partiell da, und ich wollte abwarten, ob sie von alleine vergehen würden. Ich half beim Vorbereiten und Kochen und hielt mich im Hintergrund. Als ich an dem lauen Sommerabend bei Tisch saß, an einer Tafel mit bereits 13 Leuten, betraten zwei weitere Personen die Terrasse. Ich blickte in seine Augen. Er gefiel mir auf den ersten Blick. Als wir später ins Gespräch kamen, zitterte ich. Mir war alles etwas zu viel. Ich konnte mich kaum konzentrieren auf das, was er zu mir sagte. Zu stark abgelenkt war ich durch die Stimmen in meinem Kopf. Er gab mir seine E-Mail-Adresse.

Zwei Wochen vergingen. Da stand ich nun in der Geschlossenen. Erst kürzlich befreit von meinem Leiden. Endlich Ruhe in meinem Kopf. Ich nahm mir vor, in der offenen Abteilung meine Eltern zu bitten, mir meinen Computer zu bringen. Ich wollte mich bei ihm melden. Was ich dann auch tat. Ich durfte wieder raus, und wir verabredeten uns zu einem Treffen in einem Teeladen. Ich vereinbarte einen Ausgang mit dem Arzt für Donnerstag. Es war Dienstag.

In zehn Tagen kennen wir uns zwei Jahre. Wir haben eine sehr schöne Verbindung zueinander. Wir lieben uns. Als er seinerzeit die Terrasse betrat und mich zum ersten Mal sah, fragte er nach, wer ich sei. Ihm wurde gesagt, ich sei die Schwester des Gastgebers und schon öfter in der Psychiatrie gewesen. Ihm wurde warm ums Herz, und er wollte mich auf Anhieb umarmen und mir Geborgenheit geben. Ich war in diesem Moment wieder einmal am Ende. Als ich dann zwei Wochen später im Teeladen an seiner Seite saß, kämpfte ich um meine Würde. Wir unterhielten uns über Tee und asiatische Kunst. Er brachte mich dann zurück zur Klinik. Ich stieg aus dem Auto und ging zurück. Er sagte mir später, wie schwierig es für ihn gewesen sei, mich dort zurückzulassen.

Er ist mein Hafen – meine Kaimauer. Ich bin der Fügung dankbar. Möge Gott ihn möglichst lange bei mir lassen.

Fliegen

Ich liege im Bett auf der Geschlossenen. Ich nehme meine Medikamente. Bis die Wirkung einsetzt, kann es Tage dauern. Es ist Nacht. Ich bin aufgewacht. Ich habe immer wieder eine starke Gänsehaut, von den Zehen aufwärts bis zu meinem Scheitel. Auch muss ich immer wieder mit den Augen zwinkern. Meine Assoziation ist: Seelen wandern durch meinen Körper und spielen mit mir. Sie kriechen durch meine Zehen herein und hüpfen aus meinen Augen wieder heraus. Ich schaue zu meiner Zimmernachbarin. Sie wälzt sich unruhig im Schlaf. Plötzlich sehe ich einen grauen Schatten in ihrem Körper. Wie ein Gespenst. Eine graue Gestalt kommt aus der Wand, sie hat eine sehr lange Nase und stellt sich neben mein Bett. Sie lässt ihre Arme meinen Körper entlanggleiten. Da, wo die Hände sind, wird mir ganz warm. Ich frage: Bin ich krank? Die Gestalt sagt: Wenn, dann wirst du es wissen. Dann spricht eine Kinderstimme zu mir. Sie nennt sich Hitler. Sie möchte gerne wieder auf die Welt kommen, um etwas wiedergutzumachen. Mein Verstand sagt mir, ich bin Single, sicher nicht schwanger, und ich glaube auch nicht an Wiedergeburt. Ich kann nicht wieder einschlafen. Ich nehme das Radio, das am Bett angebracht ist, und hebe es an mein Ohr. Ich höre Musik. Höre ich Musik, höre ich keine Stimmen. Musik zu hören während einer Psychose, ist wie Fliegen. Echt abgespaced. Ich döse ein. Wache wieder auf. Im Aufwachen bewege ich meinen Kopf ganz schnell von einer Seite auf die andere, genauer gesagt von links nach rechts. Plötzlich eröffnet sich vor mir ein Raum. Drei weiße Gestalten stehen an meinem Bett: links ein Mann, rechts eine Frau und ein jüngerer Mann. Sie sind strahlend weiß, haben einen menschlichen Körper, einen Pferdekopf und in der rechten Hand jeweils einen Stab mit einer aufwärts wachsenden Efeugirlande. Ich sage zu ihnen, die Menschen sind schlecht, nehmt keinen Kontakt zu ihnen auf. Die Menschen zerstören alles. Und dann sind die Figuren auch schon wieder weg. Ich halte es nicht mehr aus. Gehe ins Bad. Setze mich auf den Boden und wippe mit meinem Oberkörper – auf einem Handtuch wie auf einem Gebetsteppich. Das Bild von Osama Bin Laden taucht vor meinen Augen auf, Bilder von 9/11. Bilder von Menschen, die aus den brennenden Towern springen. Stunden vergehen so. Geräusche. Die Schwester kommt. Ich sage, ich war am WC. Ich freue mich schon auf die Tabletten zum Frühstück. Meine Marmeladensemmel und meinen Kaffee schwarz. Ich frage mich: Wozu gehe ich eigentlich noch ins Kino?

Aufwachen

Ich gehe spazieren. In den Parks meiner Heimatstadt. Rosen blühen und duften. Ich bestimme die Bäume, an denen ich vorbeigehe, und verliere mich im Anblick ihrer Schönheit. Es sind alte Bäume, ehrwürdige Bäume. Seit ich wieder heraußen bin, gehe ich jeden Tag ein bis zwei Stunden spazieren. Morgens, zum Aufwachen, nehme ich eine eiskalte Dusche – minutenlang. Die Medikamente machen mich träge. Ich brauche Kraft, um Haltung zu bewahren. Ich stehe am Rand der Gesellschaft. Es spricht sich herum. Ich beantworte meine Telefonanrufe kaum. Ich möchte mich nicht erklären. Einerseits schäme ich mich, andererseits muss ich mit der Tatsache umzugehen lernen, ein Mensch zu sein, der ohne Medikation nicht normal leben kann. Ich gehe verloren in der Welt der Halluzinationen. Ich lehne die Welt der Halluzinationen ab, als Hirngespinste. Ich glaube an die Rationalität, an die Aufklärung. Das rettet mich auch während einer Psychose und gibt mir Halt und Orientierung. Haltung bewahren, sich nicht gehen lassen und weiterleben. Meine Familie akzeptiert mich so, wie ich bin, und dadurch hilft sie mir, nicht aufzugeben. Ich würde eine Lücke hinterlassen, gäbe ich auf. Die Verantwortung meiner Familie gegenüber ist groß. Ich darf nicht aufgeben.

Er

Ich nehme meine Tabletten regelmäßig ein. Er sitzt mir gegenüber. Keine Experimente mehr. Ich will stabil bleiben. Ich habe angefangen zu schreiben. Er glaubt an mich. Und ich fange auch an, an mein Werk zu glauben. Ich liebe das Leben und ich liebe ihn. Mal schauen, wie es läuft, ich meine mein Leben, danach, nach den Episoden.

Inhalt

Made in United States
Troutdale, OR
11/03/2026

56845251R00046